肌贴技术一本通

——针对肌肉、神经和筋膜疼痛的30种肌贴治疗方法

原著 约翰·郎根杜恩（John Langendoen）

卡瑞·赛特（Karin Sertel）

主译 石仕元 郑 琦 张玉萍

辽宁科学技术出版社
LIAONING SCIENCE AND TECHNOLOGY PUBLISHING HOUSE

拂石医典
FU SHI MEDBOOK

TRIAS

图书在版编目（CIP）数据

肌贴技术一本通：针对肌肉、神经和筋膜疼痛的30种肌贴治疗方法 / （荷）约翰·郎根杜恩(John Langendoen)，（荷）卡瑞·赛特(Karin Sertel) 原著；石仕元，郑琦，张玉萍主译.

-- 沈阳：辽宁科学技术出版社，2020.4

ISBN 978-7-5591-1546-1

Ⅰ.①肌… Ⅱ.①约…②卡…③石…④郑…⑤张… Ⅲ.①肌肉疾病－胶布－固定术 Ⅳ.①R685.05

中国版本图书馆CIP数据核字(2020)第040509号

Original German title:

John Langendoen, Karin Sertel: Taping, 1ˢᵗ edition

© 2018 TRIAS Verlag in Georg Thieme Verlag KG Rüdigerstraße 14, 70469 Stuttgart,Germany

版权所有　侵权必究

出版发行：辽宁科学技术出版社
　　　　　北京拂石医典图书有限公司
地　　址：北京海淀区车公庄西路华通大厦B座15层
联系电话：010-57262361/024-23284376
E－mail：fushimedbook@163.com
印 刷 者：中煤（北京）印务有限公司
经 销 者：各地新华书店

幅面尺寸：110mm×170mm
字　　数：110千字
印　　张：4.875
出版时间：2020年4月第1版
印刷时间：2020年4月第1次印刷

责任编辑：李俊卿　　　　　　责任校对：梁晓洁
封面设计：咏潇　　　　　　　封面制作：咏潇
版式设计：咏潇　　　　　　　责任印制：丁艾

如有质量问题，请速与印务部联系　联系电话：010-88019750

定　　价：58.00元

译者序

肌贴也称之为肌内效贴（Kenisio Tape）。贴扎技术是一种将肌内效贴布贴于体表以促进运动功能、增进或保护肌肉骨骼系统的非侵入性治疗技术。20世纪70年代起源于日本，发展于欧美。经过多年的发展，贴扎用的贴布材质不断得到改进；贴扎技术的应用范围也在不断扩大，目前已广泛应用于运动损伤的预防和康复治疗；同时也扩大应用到了临床康复治疗领域。贴扎技术以解剖生理为基础，可以缓解局部疼痛，改善组织循环，减轻水肿；可以软性固定关节，增强关节的稳定性，以保护关节，促进关节功能康复；可以支撑、放松骨骼肌，平衡肌筋膜，矫正运动姿态，预防运动损伤等。

我国的贴扎技术在香港、台湾地区开展较早，大陆地区对肌贴贴扎技术的认识始于2008年北京奥运会以后，常用于运动员预防运动损伤，增强运动功能，或促进运动损伤的康复。随着人们对运动损伤、运动康复、生物力学、神经生理等方面的研究不断深入，已有一些医院的针灸推拿科、理疗康复科在逐步开展贴扎技术的临床应用，但还不太普遍。

由威尔士卡迪夫大学运动理疗师约翰·郎根杜恩（John Langendoen）编著的《肌贴技术一本通》，从众多贴扎技术中精选出针对肌肉、神经和筋膜疼痛的30种肌贴治疗方法，实用性强，偏重于临床应用。书中介绍的采用肌贴治疗的疾病均为临床常见病，如：关节的损伤，肌肉的牵拉伤，神经的压迫损伤，脊柱、关节的畸形，软组织的无菌性炎症，颈、肩、臂、背、腰、腿疼痛等。本书以图为主，用精炼的文字清晰地介绍了肌贴技术的基本原理、肌贴的型号选择以及肌贴的具体适应证和使用方法等，专科医师通读一遍即可掌握并应用于临床，非专业人士也可根据自己遇到的问题，选择相应的章节进行学习，自己或帮同伴进行贴扎。贴扎用的肌贴价格便宜，在网上可以随时买到，建议初学者可先买剪裁好的肌贴或小卷肌贴试用。本书可以作为运动医学、骨科、疼痛科、理疗康复科、针灸推拿科医师及其他运动爱好者的参考工具书。

浙江省中西医结合医院 石仕元
2020年3月

亲爱的读者朋友们：

我们收到了许多读者朋友们的积极反馈，这些都告诉我们：贴扎技术是非常有用的一种治疗方法！因此我们有勇气将最好的东西呈现给读者：把30种最有效且最常用的贴扎方法汇总在一起。

贴扎方法很容易掌握，经过几次练习之后您就能够初步掌握贴扎方法，再经过持之以恒的练习并调整贴扎的力度，就可以完全掌握贴扎方法了。

关于肌贴功效的科学依据是：我们的贴扎设计始终是以最新的（神经）生理学和理疗学知识为基础的，许多的国际研究都已经证明了它的效果。我们的贴扎教师团队在四大洲用十种语言进行授课培训。在南非，在近东、中东和远东地区，以及在北美和南美地区，我们还开展了针对运动员的护理活动和培训课程。

不论您是否有贴扎的经验，按照本书教授的多种肌贴组合都可以帮助您进行自我贴扎。

贴扎适用范围包括肌肉酸痛和肿痛导致的肌肉紧张和瘀血，还包括背部疼痛和挫伤。所有您想要的都可以通过几片平凡的弹力肌贴来实现。这本书是我们专门为初学者们编辑的，因此您既不需要掌握生理学知识，也不需要掌握医学知识，仅通过按照本书中教授的技巧操作，您就可以获得足够的信息，帮助自己、朋友和其他人进行专业的贴扎。

　　本书的第一部分我们阐述了肌贴的功效和作用原理，以及需要注意的事项；第二部分介绍了30种肌贴组合的贴扎方法，使用这些方法您能够轻松地自己贴扎，或在同伴的帮助下可以对够不到的部位进行贴扎。使用这些简单、易于掌握、效果明显的方法，可以保证您在运动时——从日常锻炼到竞技体育运动中都不会产生疼痛。

　　祝您在使用肌贴时一切顺利。

约翰·郎根杜恩，卡瑞·赛特
于2017年春

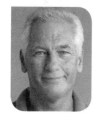

约翰·郎根杜恩是一位物理治疗师，针灸医师，运动理疗师（威尔士卡迪夫大学），疼痛管理学硕士，手法治疗专业讲师与专业治疗讲师考官，多家大学的荣誉教授。另外，他还是肯普滕/阿尔高杜拉赫地区"大众理疗与培训"组织的创建者与合伙人。在为足球运动员、冰球运动员以及其他项目运动员进行治疗的过程中，他研发了《采用弹性贴扎的功能性贴扎技术——Kinematic Taping® Concept》。他在四大洲超过25个国家开展贴扎技术培训课程，并建立了国际运动贴扎技术学会，使该技术得以在全世界推广。

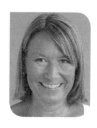

卡瑞·赛特于1980年成为物理治疗师。她是一名经验丰富的儿童和成人手法理疗师（Maitland手法），颅骨骶骨理疗师。受其丈夫约翰·郎根杜恩的影响，2002年她对运动贴扎技术产生了浓厚的兴趣。从那时起，她采用的自我贴扎技术也成为她手法康复医疗中很重要的一部分。

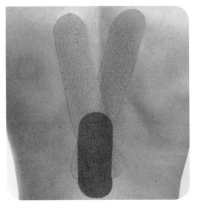

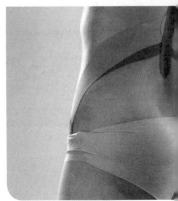

目录

1 **概览：正确的肌贴**

7 **无痛运动**

8 **贴扎技术——如此简单易学**
9 没有副作用的物理治疗方法
9 肌贴的作用原理
10 肌贴治疗的成功案例
10 肌贴：反射性解除肌肉紧张
11 神经：从三个方面起作用

14 **筋膜与贴扎技术**
15 缓解、放松与激活
16 肌筋膜经线的秘密

18 **如何进行自我贴扎**
18 不同材料的质量差异
19 无需担心沾水和有毛发的皮肤部分
20 什么时候去除肌贴
20 肌贴的形状选择：X型、I型还是Y型？

22 是否使用拉伸力？
22 肌贴的贴扎方法：按步骤进行

27 **30种精选肌贴方法**

足部与小腿
28 肌贴1：足踝扭伤（崴脚）
32 肌贴2：小腿抽筋和跟腱疼痛
36 肌贴3：因扁平足引起的胫骨或膝关节疼痛

大腿和膝盖
40 肌贴4：股四头肌无力或受伤
44 肌贴5：膝关节向内扭转时疼痛
48 肌贴6：大腿肌肉疼痛
52 肌贴7：大腿外侧肌肉紧张
56 肌贴8：大腿后侧肌肉紧张
60 肌贴9：坐骨神经痛

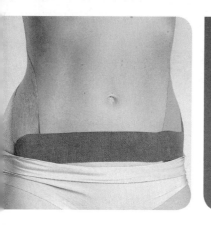

　　肌贴的主要功效是由于肌贴在皮肤和表层筋膜上产生拉伸力而形成的。因此筋膜肌贴不仅改变了运动方式，而且还阻止了对筋膜有伤害的运动。功效是：能更快地消肿，使肌肉放松，减轻筋膜疼痛。本书所有能够对筋膜进行调整的肌贴，都在目录中用紫色圈对页码做了相应的标记。

胸部，腹部和背部

62 肌贴10：弯腰时骶骨疼痛

66 肌贴11：剧烈运动时骶骨疼痛

70 肌贴12：肌贴11的扩展使用

74 肌贴13：腰椎间盘突出症时的骨盆矫正

78 肌贴14：腰椎间盘突出疼痛时的筋膜肌贴

82 肌贴15：胸椎的矫正

手和手指

86 肌贴16：大拇指扭伤

90 肌贴17：拇指关节炎

前臂

94 肌贴18：网球臂

98 肌贴19：腕管综合征

肩部

102 肌贴20：肩部向外做伸展运动时疼痛

106 肌贴21：肩部向内做屈肩运动时疼痛

110 肌贴22：颈部-肩部之间肌肉紧张

116 肌贴23：抬举动作和转身时肩部疼痛

颈椎

120 肌贴24：低头或抬头时颈椎疼痛

124 肌贴25：颈部肌肉紧张

128 肌贴26：上臂疼痛——臂丛神经痛

132 肌贴27：颈部前侧肌肉紧张

136 肌贴28：肌贴27的另一种方案

头部

140 肌贴29：夜间磨牙导致的疼痛

淋巴

144 肌贴30：淋巴肿胀与水肿

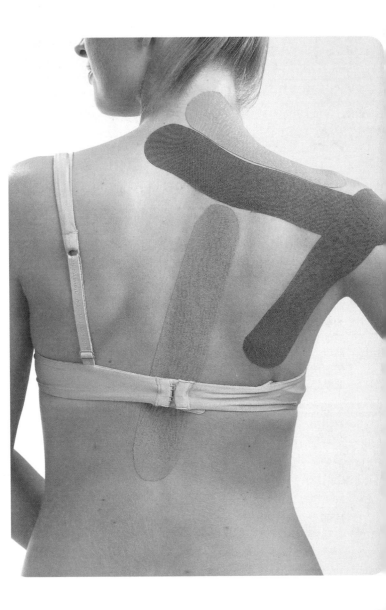

概览：正确的肌贴

症状图示和相应的肌贴方案。

症状	肌肉、神经和筋膜（举例说明）	详细结构部位和说明	本书中采用的与之对应的肌贴
跟腱发炎	小腿肌肉、比目鱼肌和跟腱		2
关节炎	膝关节：大腿前侧和后侧肌肉	拇指关节	16, 17
		腕关节	30
		髋关节	6, 13
		膝关节	4, 5, 6, 7, 8, 30
韧带拉伤，踝关节扭伤		踝关节上部、外侧、关节囊和韧带的结构	1, 30
韧带拉伤，膝关节内侧痛		膝关节内侧、关节囊和韧带的结构	5, 6, 30
椎间盘、颈椎疼痛	斜方肌，第一肋骨，臂丛神经	颈椎关节和椎间盘	22, 24, 25, 26, 27, 28, 30
大腿后侧疼	腿部外侧和后侧肌肉		8, 9
瘀伤		血肿	30
胸椎后凸		胸椎和肋骨	15, 23
髋关节痛		臀部关节、骨盆	6, 13
掌指关节炎和腕关节炎			16, 17

症状	肌肉、神经和筋膜（举例说明）	详细结构部位和说明	本书中采用的与之对应的肌贴
关节积液和关节疼痛		肘关节	30
		腕关节	30
		臀部关节	30
		膝关节	4, 5, 6, 8, 30
		肩关节	20, 21, 22
关节扭伤		踝关节上部外侧、关节囊和韧带的结构	1, 30
坐骨神经疼痛	坐骨神经	下腰椎	9, 10, 13
膝关节炎	膝关节	膝关节	4, 5, 6, 8, 30
颈椎疼痛	斜方肌，第一肋骨，臂丛神经	下颈椎关节和椎间盘	15, 22, 23, 24, 25, 26, 27, 28
行动迟缓虚弱		腰椎、胸椎、颈椎和第一肋骨	13, 15, 23, 24, 25
大腿肌肉紧张	大腿后侧肌肉		8, 13
腰痛	竖脊肌，筋膜	下腰椎	10, 11, 12, 13, 15
骨盆疼痛	骨盆，大腿肌肉		6, 13
坐骨神经痛	神经丛，坐骨神经		9, 10, 13
大腿后侧肌肉痉挛	大腿后侧肌肉		8, 13
斜方肌痛	斜方肌		22, 23
腕管综合征	正中神经	腕管	19, 30
咀嚼肌疼痛	咀嚼肌		24, 27, 29

症状	肌肉、神经和筋膜（举例说明）	详细结构部位和说明	本书中采用的与之对应的肌贴
弯腰时膝关节疼痛	大腿前侧、后侧和外侧肌肉		3, 4, 5, 6, 7
膝关节拉伸时疼痛	大腿前侧、后侧和外侧肌肉		4, 5, 6, 7, 8
髌骨尖端综合征			3, 4, 6
头痛		肌肉紧张或行动迟缓时头痛	15, 22, 24, 25, 27, 28, 30
颞颌关节功能障碍		下颌和面部肌肉疼痛	22, 24, 25, 27, 29
腰疼	筋膜	下腰椎，后背疼痛	10, 11, 12, 13
腰椎疼痛	关节和下腰椎椎间盘，筋膜，坐骨神经		10, 11, 12, 13
淋巴水肿			30
淋巴肌贴		踝关节，膝关节	6, 30
咬肌痛	咀嚼肌		29
鼠标臂	前臂伸肌	网球肘	15, 18, 22, 24, 25
肌肉酸痛			2, 4, 8, 22
肌肉疼痛			2, 4, 8, 18, 22, 24, 30
肌肉萎缩	小腿肌肉，股四头肌		2, 4
肌肉紧张		腿部肌肉，斜方肌，下臂肌肉	8, 22, 18

症状	肌肉、神经和筋膜（举例说明）	详细结构部位和说明	本书中采用的与之对应的肌贴
颈部疼痛	斜方肌，第一肋骨，臂丛神经	颈椎关节和椎间盘	15, 22, 24, 25, 27
颈部–肩部–手臂–综合征	斜方肌，第一肋骨，臂丛神经	下颈椎的关节和椎间盘	15, 22, 24, 25, 26, 27
神经发炎和神经疼痛	手臂神经丛和腿部神经丛，第一肋骨	坐骨神经，颈部–肩部–手臂，三叉神经	9, 10, 13 15, 19, 24, 25, 26, 27, 30
大腿前侧肌肉紧张	大腿前侧肌肉	股四头肌	4
大腿后侧肌肉紧张	大腿后侧肌肉		8
大腿外侧肌肉紧张	大腿外侧肌肉，大腿外侧筋膜		7
骨质疏松		胸椎	13, 15, 23, 24
挫伤		血肿	30
股四头肌拉伤	大腿前侧肌肉		4
软组织风湿病			2, 4, 8, 18, 22, 24
上臂痛	上臂外侧、内侧肌肉		20, 21, 22
背部疼痛		腰椎	10, 13, 15
驼背		胸椎	13, 15, 23, 24
缝匠肌痛	缝匠肌		6
休门病		胸椎	13, 15, 23, 24
颈椎过度屈伸损伤		颈椎	22, 24, 25, 26, 27, 28, 30

症状	肌肉、神经和筋膜（举例说明）	详细结构部位和说明	本书中采用的与之对应的肌贴
缝匠肌拉伤	缝匠肌		6
肩部疼痛			15, 20, 21, 22, 23
粘连性肩关节囊炎			15, 20, 21, 22, 23
肿胀		血肿，淋巴肿胀	30
拇指腱鞘炎	拇指伸肌		17, 30
扁平足	胫骨后肌		3
紧张性头痛		肌肉紧张时和行动迟缓时头疼	15, 22, 24, 25, 27, 30
踝关节扭伤		崴脚后踝关节韧带受伤，关节囊受伤	1, 30
网球臂或网球肘	前臂伸肌		15, 18, 24, 25
神经性胸廓出口综合征（TOS）	臂丛神经	第一肋骨，TOS	22, 24, 25, 26
前臂外侧肌肉疼痛	前臂伸肌		15, 18, 24, 25
小腿后侧肌肉紧张	小腿肌肉，比目鱼肌		2
小腿抽筋或疼痛	小腿肌肉，比目鱼肌		2
磨牙	咀嚼肌		29

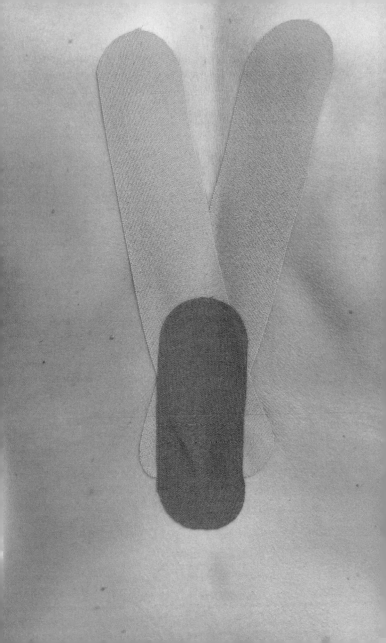

无痛运动

无论病痛是在手臂还是脚趾、头部还是腹部，肌贴都可以让您和您的身体再次焕发活力，而且没有风险和副作用。

贴扎技术——如此简单易学

弹性肌贴起源于日本，在美国流行起来并传播到欧洲。它的秘诀在于操作简单，功效惊人。

无论是日常生活中还是在竞技体育运动中产生的肢体不适，肌贴都已经证实了它的效能。本书阐述了30种最常见的肌贴贴扎方法。本书中采用的是有弹性的肌贴。

使用肌贴最显著的功效和最主要的目的就是缓解疼痛。在提高身体灵活性的同时，能使疼痛进一步缓解。疼痛是由不同的原因造成的，比如紧张，肌肉酸痛，肌肉受伤（跌打损伤，肌纤维拉伤）、肿胀或者肌肉负荷过大，或者关节受伤。利用肌贴的固定性、保护性和牵引性作用，可确保在运动中不感到疼痛，并且还可以预防在运动中产生疼痛。肌贴能够保护受伤的组织，限制意外动作的发生——这是保证无疼痛运动最有效果的方式——无论是在腰椎，还是在背部、肩部或者腿部肌肉部位发生的肌紧张或肿胀，在肌贴的保护下，肌张力都能进行自我调节恢复正常。您也可以预防性地提前使用肌贴，例如用于容易受伤的脚踝关节部位，防止在运动中崴脚。

更灵活，而且自我贴扎简单易学。

没有副作用的物理治疗方法

贴扎技术确实是安全快速的，并且没有任何副作用；不足之处是会发生皮肤反应，比如皮肤敏感人群，或者是使用了有质量问题的肌贴。另一方面，通常可以借助使用肌贴来减少止疼药的使用量，或者在采用物理治疗方式时，使用肌贴可以收到更好的治疗效果。

大多数时候使用肌贴可以让人感觉非常舒适，而且很快就会感受到使用肌贴处理的部位有了显著效果。通常情况下您会感觉更安全、

肌贴的作用原理

我们推断，肌贴的效果主要是皮肤下面神经末梢的反应带来的。神经末梢感知到拉伸力和压力的刺激，脊髓反射性地使相应部位松弛和运动，并减轻痛感。此外，肌贴的拉伸力也会保持骨骼和关节不易错位。借助贴扎所产生的一定的阻力作用，像加了弹簧一般，运动时通常会感觉轻松些。比如受到创伤后的血肿或者积液（淋巴积液），在肌贴（不给予拉伸力的）的作用下都会消失。因为肌贴的作用与手动淋巴引流的作用一样，可以刺激局部组织的新陈代谢、血液循环和淋巴循环。同样，肌贴对运动受伤和过度疲劳后的身体迅速康复都有非常好的效果。

肌贴治疗的成功案例

弹性肌贴的前一代产品是老款的无弹力贴布。在古埃及和古希腊时期就开始使用第一代贴布了，用于保护受伤的关节使其保持固定。后来纽约的一位外科医生 Virgil P.Gibney 开始着手研究贴扎技术。

日本一位名叫 Kenzo Kase 的外科医生和运动疗法医生，是首位在实践中使用弹性材料贴扎的医生。他于1970–1980年间先在美国后又在东京研发了弹性粘贴材料，利用其模拟皮肤的特性，来促进血液循环和新陈代谢。他的这一方法作为运动疗法的辅助治疗非常知名。在2000–2002年间，这种方法运用到了国际职业体育运动和奥林匹克运动会中，获得了前所未有的盛名。自行车运动员和职业足球运动员身上红色和蓝色的肌贴给观众留下了深刻的印象。

肌贴：反射性解除肌肉紧张

肌肉运动可以引导关节运动并减轻关节压力。肌肉不均衡地用力过度和持久紧张，常会导致肌肉疼痛。此外，对肌肉组织的过度拉伸或者拉伸不足都会使肌肉紧张，从而导致肌肉变厚、变硬、疼痛和无法活动。由于肌肉通常连接两个关节，因此，肌肉的不平衡也会引起相邻关节的疼痛。还有骨骼位置的错误，比如轻度扁平足和X型腿也会导致肌肉和膝关节疼痛。

当肌肉负荷过度时，比如错误的行为方式，长久的坐着或者站立，都会导致肌肉组织出现细小的裂纹。这种情况尤其容易出现在单侧的体育运动或工作中，比如单手举物，单手提物，或是单手操作键盘、鼠标、平板电脑或使用手机打电话。长期作用结果就是会出现积液、肌肉疼痛以及该部位的神经受到压迫。这样就会加大肌肉的紧张程度，疼痛加重，还会出现肌肉抽筋。

肌贴可以激活皮肤神经和肌肉组织之间的反射反应，也就是所谓的皮肤反射。肌贴张力刺激抑制了肌肉疼痛的发展，打破了由于疼痛→紧张→错位→进而更疼痛的恶性循环。肌肉一旦放松，就变得更柔韧→更长→更柔软。肌贴的作用就如同在做柔和无痛的按摩一样，而且是持续几个小时甚至是几天的按摩。它还可以改善肌肉的新陈代谢，矫正由肌肉控制的运动方向，这样就可以重新体会什么是无痛的、放松的运动了。并且由于肌贴的弹性，保证了身体足够的灵活性，使得身体负荷得以转移解除。

贴扎技术对于肌肉损伤——从肌肉扭伤到肌纤维撕裂的疗效也非常好。由于肌贴的使用具有较大的灵活性，因此它优于大多数其他治疗方法。

神经：从三个方面起作用

神经动力学涉及到神经的滑动和紧张。当神经受到刺激时，它的作用长度可以超过1米，例如，由于发炎或者紧张的肌肉受到压迫时，刺激会诱发远端部位出现症状。这些症状包括剧痛、发麻或是发木，例如，手指或者脚趾感觉迟钝，或者是运动过程中动作变形。神经问题也会严重影响关节的灵活性，引起关节疼痛，或者控制关节的肌肉紧张。此外，在日常生活中，疾病、事故、持续压力或过度的负荷也都能够导致神经受到过度的刺激。

"肌肉可以保护神经"，鲍勃·埃尔维，一位治疗神经疼痛的澳大利亚大师在30年前就说过。如果出现游走性神经痛，即便是给肌肉做拉伸练习也不会对症状的改善有所帮助，因为神经不会跟着拉伸。而肌贴对游走性神经痛却是疗效神奇。肌贴激活了皮肤中的机械刺激感受器，它们通过相关脊髓节段对肌肉中的运动神经产生作用，从而使肌肉放松而使神经痛减轻。这些敏感的神经末梢感受器主要有三种：

• 高尔基腱器官主要位于肌肉和肌腱交界处，关节囊和韧带中之间。它们受到强烈刺激后产生兴奋，进而引起肌肉舒张。

• 环层小体会对弱刺激作出反应，主要是在运动的本体感觉（自我意识）中起

到作用。

• 在几乎所有的身体组织间隙中都遍布着神经末梢。它们负责对运动、疼痛和温度的感知。

与人体神经反应相配合，贴扎技术能够改善运动的自我感知（本体感觉），稳定关节的位置，从而可以更好地控制和协调运动过程。另一方面，它可刺激脑干的中缝核，反过来，可以通过脊髓后角激活抑制疼痛的中间神经元，以及内啡肽的释放（内啡肽——身体自带的吗啡），也具有缓解疼痛的作用。

重要提示：

由于肌贴产生的拉伸力把皮肤和皮下组织层提拉起来，并且相互之间灵活运动，因此对底层的所有组织都有减负的作用。

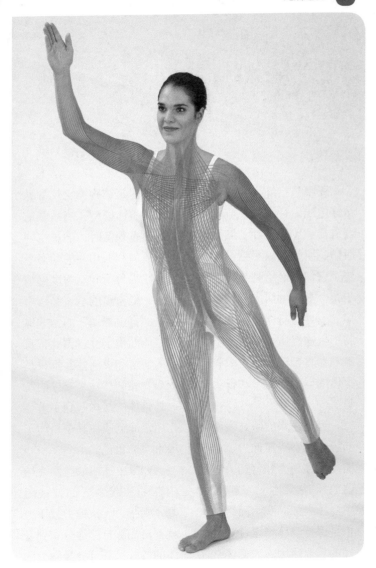

筋膜与贴扎技术

筋膜的网络结构使身体变得稳定而又可以自由活动。贴扎技术可以起到类似筋膜的作用，能够让身体无痛且顺畅地活动。

筋膜包括纤维状或弹性结缔组织，特别是关节囊和器官囊、（稳固性）韧带、肌鞘、肌腱和扁平结缔组织层。它们以网络型结构遍布于整个身体的肌肉骨骼，支撑和引导着身体。因此，筋膜不仅连接所有的肌肉、神经和器官，还可以组织管理身体的运动、力量和行为姿势。

近些年来的研究表明，筋膜与肌肉（拉伸力）、骨骼（线性压力和剪切力）和器官（液态力）一起形成了身体内部的张力网络。这也是保持身体稳定性和灵活性的重要原因。人们经常谈及的在建筑结构中比较常见的张拉整体模型：当承载结构的自重很低时，通过拉伸力、压力和剪切力的动态平衡，在高负荷和高力度的情况下，低自重的承重结构可以以"自由浮动"的方式保持整体的稳定性。因此，身体的稳定和灵活性并不只是依靠骨骼和脊柱来支撑的，而是整体的结构起到了重要作用，而筋膜在其中扮演了最重要的角色。

如果上述肌筋膜网络结构在一个或多个部位被阻塞，则张力、拉伸力或压力就不再能够自然地分布到身体的各处，并且会导致力的

重叠堆积，从而出现疼痛、肌肉紧张、僵硬和肌肉负荷不均衡等状况。

缓解、放松与激活

近些年来，通过对筋膜的研究，人们越来越意识到贴扎技术对身体的调整功效。因为它可以明显地修复和重建肌肉与筋膜之间的相互作用，即肌筋膜平衡。这是身体能够无痛和顺畅活动的先决条件。贴扎技术通过对筋膜的运动感受器和疼痛感受器的影响，可以改善其张力和灵活性以及自我意识。在运动时，肌贴给皮肤施加了反向的拉伸力，并将其传导至相应的下层筋膜上，产生松动的效果。这也对肌肉和关节具有直接的镇痛和松动作用，并能提高所有的身体部位之间和运动的协调性和自我感知。因此，肌肉的紧张程度就会降低，身体的姿势和运动都会更加自然，并且没有疼痛。除此之外，令人印象深刻的是腰椎问题（腰疼）与胸廓筋膜状态之间的关系。胸廓筋膜通常会在疼痛中变厚、变短（可能是因为受伤或疤痕），并因此传达出更多显著的疼痛信号，特别是在运动期间。这会反过来导致肌肉甚至是大腿肌肉的紧张，并且容易形成易受伤的行为姿势。

肌贴可以对表层筋膜的网络起到极好的理疗效果。因为，贴扎技术很明显地能够消除筋膜组织的张力、运动受阻和疼痛，从而也减轻了肌肉的疼痛，并降低了痛觉感受器的敏感度。粘上肌贴后，肌肉的紧张程度几乎立即随着活动性和力量的增加而降低。

肌筋膜经线的秘密

如果想要做筋膜理疗，您不必非得是专家。因为身体中肌肉、肌腱、韧带、器官或关节，筋膜无处不在——这些都是您要理疗的目标部位。而人体中存在着一些致密的筋膜纤维，呈现网络状结构遍布全身，支撑着整个身体，人们称之为肌筋膜经线。如果您能够学会沿着肌筋膜经线粘贴肌贴，则对筋膜网的疗效最显著。背部有两条主要经线支撑着我们的直立姿势——后表线。它们位于脊柱的左右两侧，紧邻脊柱，分别从左右脚掌开始，穿过脚后跟和小

腿至腘窝，沿内外腘绳肌腱分而上行，再合成一线至大腿后侧，过臀部、背部、颈部，越过头部直达眼窝。这两条经线的张力是指向下方的。两条腹部经线（前表线）从脚背前部开始延腿的前侧至髂前下棘，经腹部、胸骨、颈部、两耳后侧，再越过头部到达眼窝。这两条经线的张力是指向上方的。此外还有：

- 体侧线则是从足底开始，通过外踝骨、腿部两侧、髂骨两侧、躯干两侧直至耳部。
- 臂前线和臂后线分别位于手部到肩部肌肉系统之间的桡骨侧和肘部侧。
- 螺旋线，从头后部两侧起穿过对侧肩胛骨下再向前绕到达胸部，斜向至对侧髂骨，再继续经大腿外侧到达膝盖和胫骨，并延伸到足部内侧。

这些肌筋膜经线支撑着

我们的身体能够直立，并将身体所受的力沿着经线的张力方向进行分配（张力总是与竖直方向的拉伸力一致，在背部就是向下的力）。顺着这些经线使用肌贴（通常具有拉力）可显著促进组织张力的调节，改善姿势和进行无痛运动。

您可以通过定期进行筋膜扩展理疗来保证此效果。在本书的最后，您可以看到每天 7 分钟筋膜训练的说明。

肌筋膜链遍布于整个身体中，是身体运动的基础。

如何进行自我贴扎

您可以自己轻松贴扎肌贴。很快就能学会正确的贴扎技术，练习几次就可以毫不费力地使用它。

当您第一次练习使用肌贴时，可以先从简单的肌贴开始，在健康的身体组织部位上练习，例如，在大腿上使用淋巴肌贴（肌贴30）练习。您也可以和同伴一起练习如何帮助对方进行贴扎，例如您可以在同伴的背部使用其他类型的肌贴。

经过第一次的实践操作后，您使用肌贴的技术就会进展很快，并且此后就能够直观地感受到，一条肌贴的贴扎是否正确。

注意：使用肌贴后如果出现疼痛、瘙痒、挤压、运动受限或其他不适症状，表明贴扎的过程中有错误，您应该立即纠正错误。在贴扎的过程中，如果操作正确就不会引起任何不适症状，从一开始就感觉舒适。

不同材料的质量差异

通常情况下，肌贴由透气的棉织物制成，含有3%～4%的氨纶，坚固耐用，皮肤耐受性良好，并涂有如同伤口愈合膏药一样的聚丙烯酸酯黏合剂。延展率在40%～75%之间。棉线的质量和强度也很重要，因为肌贴必须是抗撕拉的。我们建议不要使用廉价的产

现的肌贴图片都来自韩国的3NS®TexSporttape品牌。这些都是该公司自己制造的，为了能够取得更好的皮肤兼容性，肌贴在生产后做了3天的通风处理。该产品的棉布质量（抗撕拉）、粘合力和多种可供选择的颜色都得到了治疗师们的认可。

无需担心沾水和有毛发的皮肤部分

　　由于肌贴具有很好的耐水性能，因此出汗、游泳或淋浴都不成问题。但是，在这个区域应该注意保持肌贴的干燥，因为潮湿会降低肌贴的粘合力。然而，有大量汗毛（毛发）的皮肤不宜贴扎肌贴，因为在这种情况下肌贴是黏附在汗毛（毛发）上，因此肌贴对组织的作用效果就非常小了，且在撕下来的时候会导致疼痛。因此，您应事先刮除相应皮肤

品。最好的肌贴目前是韩国制造的。市场上常见的规格是宽度5厘米、长度5米的肌贴。这种质量比较好的肌贴售价在7 ~ 12欧元之间。市场上还有宽度2.5厘米和7.5厘米的长卷型肌贴，是由尼龙制成的，有两种延展方向（横向和纵向）。还有一种肌贴是长度和宽度均已剪裁好的，不用自己剪裁，可以直接用。

　　上述所提及的肌贴在大多数情况下是完全能够满足各种使用需求的。

　　许多肌贴的品牌都是相同的，有时还是由同一制造商生产供应的。在本书中出

部位的汗毛（毛发）。 如果在贴扎前一天剔除毛发，皮肤就可以直接贴扎肌贴。

什么时候去除肌贴

大多数情况下，肌贴都是可以贴几天的。 根据理疗的目的和要求，粘贴的时间可以持续几个小时（例如运动时）到 1 周之间。当肌贴已磨损时需要更换新的肌贴。强拉力或剧烈运动会相应地降低肌贴的耐用性。在淋浴时，最好慢慢地按毛发生长的方向去除肌贴，不要用力过猛。

肌贴的形状选择：X 型，I 型还是 Y 型？

剪切好的肌贴总是所谓的 I 型。这种形状也是最简单和最常见的使用形式。

但是，有些肌贴需要

颜色的作用

肌贴醒目的颜色会引起人们的注意，但是对于理疗的作用效果和特质却没有什么帮助。因此，您可以根据自己的喜好，在14种颜色中任意选择喜欢的颜色。目前，洋红色（粉红色）、青色（绿松石色）、米色和黑色，这类传统颜色非常普遍，但是也有纯正的红色和蓝色、白色、银灰色、紫色、橙色、黄色、绿色和棕色可供选择。

原本米色用于神经，品红色用于经络，青色用于肌肉。后来，颜色更加丰富多彩了：暖色调的颜色，如红色、品红色和橙色，用于促进血液循环；冷色调颜色，如蓝色或青色，用于肌肉放松。而今您可以根据个人喜好选择颜色。通过直觉和不断的实践，您很快会找到适合自己的颜色。

从一端简单地纵向剪开，这样就会形成 Y 型。在某些情况下或在较大面积的身体部位，例如，在强壮的大腿或小腿肌肉群上，您可以不用贴两条肌贴，而是使用裁剪成 Y 型肌贴。Y 型肌贴也可以有不同的长度，例如，可以符合不同手指的长度。

如果将一条肌贴从两头分别纵向剪裁，就可以得到 X 型的肌贴。如果从一侧多次纵向切割，就可以得到 3 或 4 条的条形肌贴。

身体的组织结构，以及整个的肌贴体系，不适合使用角度过小的弯曲形状或直角形状的肌贴。

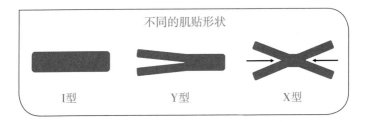

不同的肌贴形状

I 型　　　　　　　Y 型　　　　　　　X 型

拉伸力的强度和使用范例

拉伸力强度	使用范围
没有拉伸力	肿胀，瘀血，淋巴肌贴
轻度拉伸力	敏感部位，比如上臂或者大腿的内侧
中度拉伸力	绷紧的组织
强拉伸力	有时仅仅适用于关节和骨骼
最大拉伸力	无弹性的贴扎方法，仅偶尔应用于关节和骨骼

是否使用拉伸力？

使用拉伸力意味着在贴扎弹性肌贴之前就拉伸肌贴（去掉覆盖的薄膜），然后在皮肤上施加弹性的拉伸力。不使用拉伸力意味着贴扎之前不用拉伸肌贴，肌贴在身体活动过程中会自己拉伸。

基点，也就是您肌贴的起始部位，通常是在没有拉动的情况下贴扎的。基点可以位于肌贴的一端、两端、中间或肌贴整个长度中的某个位置上。然后，您就可以以不同的强度将肌贴从基点拉向其他位置。

基点（B），也就是肌贴的起始位置，可以是肌贴上的任意一点。

如果以最大的拉伸力拉伸肌贴（含 3% 弹性纤维），其长度可以增加 2/3，15 厘米长的肌贴可以拉伸到 25 厘米长。

肌贴的贴扎方法：按步骤进行

只需几个步骤，您就可以成功地掌握贴扎技术。

准备工作
首先，准备好所需的所有物品：

- 肌贴：5 厘米宽，含 3% 弹性纤维，有弹性，至少有 2 种颜色可供选择。
- 剪刀，例如剪纸刀
- 剃须刀：用于剃刮厚重的体毛（前一天处理效果会更理想）

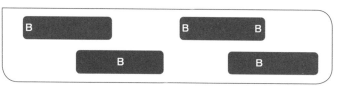

- 油性皮肤：酒精（45%），可用化妆棉蘸酒精清洁皮肤
- 镜子：使用肌贴时用于观察看不到的部位
- 椅子或凳子
- 桌子：用于支撑手臂或依靠
- 靠垫：用于垫着手臂

何时不能使用肌贴

尽管肌贴具有良好的兼容性，但在某些情况下应该小心使用。例如，开放性伤口、非常敏感或松弛的皮肤（特别是老年人）是不能使用肌贴的。

下列情况不能使用肌贴：

- 孕妇的腹部
- 有非常严重的水肿或有心脏病
- 发烧引起不适且原因不明
- 有严重的静脉血栓、静脉曲张或肿瘤的部位
- 出现明显的皮肤反应或已经明确对创可贴过敏

肌贴应贴扎在健康、紧致的皮肤上，这样效果最佳。去除肌贴后皮肤轻微发红属于正常现象。然而，如果出现风疹、湿疹或其他皮肤变化则说明有过敏反应。

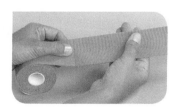

将测量好长度的肌贴剪裁下来，剪裁的长度要比实际测量长度短一些，因为使用的时候还要拉伸。

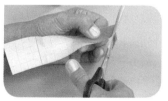

在肌贴末端的中心位置对折肌贴，然后同时剪掉两个角，把末端直角裁剪成圆弧形。

测量长度

测量所需肌贴的长度时，请将肌贴（保护膜尚未取下）在接下来要贴扎的部位处放置好，然后测量。例如，从肘部到手腕。

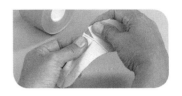

在撕开并去除肌贴保护膜的时候，请您不要触摸粘贴面，这样可以保证足够的粘合力。

将肌贴折叠压痕，以此方式标记要裁切的位置。如果贴扎肌贴时不使用拉伸力，则可以直接按照测量的长度裁切。如果使用的是轻度拉伸力，裁切长度比测量长度短八分之一，也就是在肌贴对折一半后的四分之一处裁切。如果使用的是中度拉伸力，则裁切长度比测量长度短四分之一。最后把肌贴的所有边角都裁剪成圆弧形，这样可以避免肌贴过早脱落。

贴扎肌贴并检查

如有必要，在皮肤上标记肌贴的起始和末端位置，可避免贴扎的过程中不必要的查找。按照本书肌贴方法中所描述的确定您期望的初始位置。请您在基点位置将肌贴的保护膜去掉一部分，切记要避免用手指触摸有黏合剂的一面。在不使用拉伸力的情况下粘贴基点端，然后将余下部分的肌贴按照相应的拉伸力贴扎，在贴扎之前或贴扎时直接去掉保护膜。请您注意，要确保肌贴贴扎在正确的起始位置上。千万不要粘在衣服或首饰上。

现在检查整套肌贴，如果有必要，可以揭下来重新粘贴予以纠正。如果摸起来不错，但是感觉疼痛、痉挛或者皮肤挤压出褶皱，通常情况下如果家里有富余的肌贴可供使用，那么可以部分重叠贴扎。

　　肌贴的尾端很容易开胶脱落，您可以横着再粘贴一条肌贴用于固定，但是不要使用拉伸力，这样确保整个肌贴不脱落。如果您已经全部检查完毕并且整个肌贴贴扎位置都正确，就可以让黏合剂起作用了，具体做法就是用手掌从肌贴的中间到尾端反复地抚平肌贴。现在肌贴已牢固地粘贴在皮肤上，也意味着该肌贴不能再重复使用了。

重要提示：

　　如果您对自己身体产生不适症状的原因很清楚，那么您就可以自己贴扎肌贴。但是对于新出现的、不断加重的或者异常的症状，您应该立即去看医生。

　　请定期检查肌贴：它是否仍然处于正确的位置？有没有达到预期的理疗效果？

何时取下肌贴：

- 在推荐的贴扎时长之后
- 感觉不舒服的时候
- 如果肌贴粘贴得不够牢固
- 最长敷贴 7 天就要取下来。

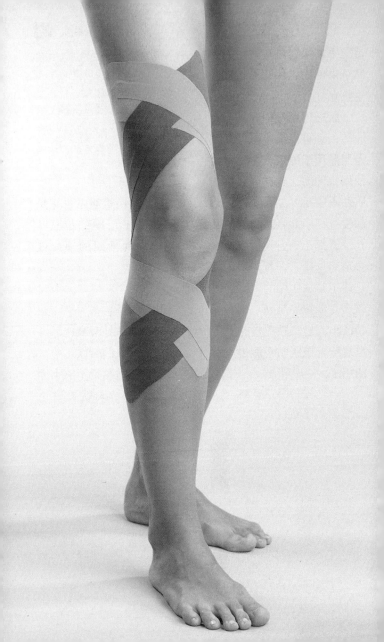

30种精选肌贴方法

　　在这里向您介绍我们认为最好的经过验证的30种肌贴贴扎组合——易于操作，并且在实践中经过了数千次验证。您可以从此直接开始您的自我贴扎治疗。

肌贴 1：足踝扭伤（崴脚）

不平整的地面、穿高跟鞋或运动时的意外动作都会导致脚扭伤，外踝关节疼痛。您几乎无法向内和向下活动脚部，当然也不能站立（脚部不能承重）。每一次扭伤，都会让踝关节变得更加不稳固。及时使用肌贴 1 周时间，以防止重复扭伤并且有助于患部康复，减轻肿胀部位关节的疼痛和压力。

肌贴

数量：3 条或 4 条
形状：I 型
宽度：5 厘米
拉伸：中度拉伸力
时间：4 天以内

小建议：

应该尽快锻炼放松小腿外侧肌肉群，这样就可以防止出现不稳固现象。关节肌贴与肌肉肌贴可以组合使用。

操作说明

抬起或垫起脚的前部外侧。现在测量以确定肌贴的长度，测量从胫骨内侧下方开始，斜向外拉经过踝关节，前端沿着外踝，覆盖过疼痛的部位，到达脚掌的外侧缘。剪下 3 条肌贴，长度比测量长度短四分之一即可。

① 第一条肌贴基点：将肌贴的一端粘在胫骨内侧下方三分之一位置。肌贴的方向朝向外下。

② 操作流程与第一条肌贴尾端：使用中度拉伸力向外向下斜拉肌贴，再使用强拉伸力将肌贴缠绕过外踝骨，覆盖住脚的外侧缘直至脚掌。

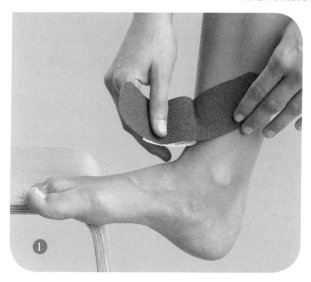

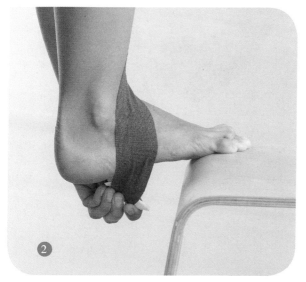

③ 再以同样的方式粘贴第二条肌贴，与第一条肌贴一半重
叠，如果有必要还可以粘贴第三条肌贴。后两条肌贴您
也可以使用全力拉伸并以相反的方向操作：从脚掌开始，
斜拉缠绕过踝关节，直至胫骨的内侧。

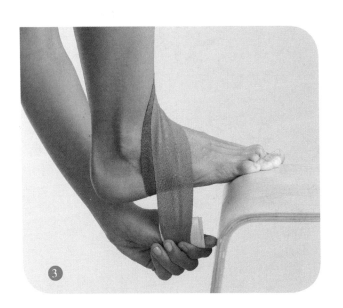

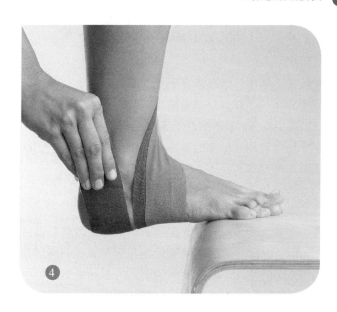

④

④ 为了牢固起见，您可以再加
一条肌贴，从脚后跟的下部
开始粘贴，两端朝着小腿方
向，向上拉出分别粘在脚内
外两侧踝骨的上方。

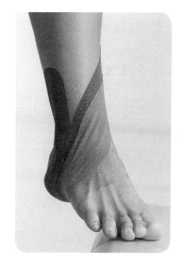

肌贴 2：小腿抽筋和跟腱疼痛

在日常生活中，跟腱需要承受 200 公斤的负荷，在运动期间需要承受 700 公斤的负荷，其结果就是跟腱常会疼痛。如果医生检查后认为并无大碍且没有继续治疗的必要，那么在小腿上使用肌贴来缓解疼痛是最理想的方法。您也可以用肌贴来预防和处理小腿抽筋及肌肉僵硬。

肌贴

数量：每种 1 条
形状：I 型和 Y 型
宽度：5 厘米
拉伸：中度拉伸力
时间：7 天以内

小建议：

当脚后跟到足弓处的脚掌感到紧张时，可以使用下图所示的 Y 型肌贴作为补充。

操作说明

坐在凳子上，膝盖微微弯曲。测量从脚后跟底侧到膝盖腘窝部分的长度即为所需的肌贴长度，剪下两条肌贴，其长度比测量长度短四分之一。然后将一条肌贴从一端中间剪开直到最后 5 厘米处不剪（肌贴呈现 Y 型）。

① 第一条肌贴基点：将 Y 型肌贴未剪开的一端粘在脚后跟的底部。剪裁口的边缘部分恰好位于脚跟的底部到后部的过渡部位。

② 操作流程：现在请您抬起脚，直到您感觉到小腿有轻微拉伸的感觉。使用中度拉伸力拉起肌贴的两条边，沿着小腿肌腱的左右两侧，以弧线形拉伸并越过小腿的

肌肉凸起处的两侧，您还得用手把每一条肌贴向上推至小腿中部位置。

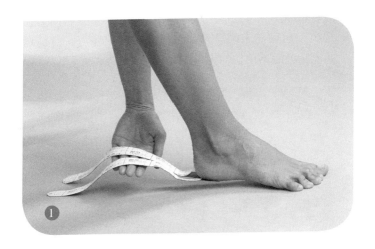

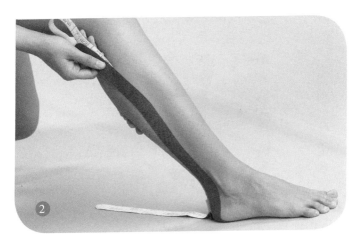

③ 肌贴尾端：肌贴的尾端可以粘贴在腘窝的上部，两条肌腱之间的位置。

④ 将另一条肌贴（Ⅰ型肌贴）从脚后跟的底部（Y型肌贴的起始部位）直接拉过跟腱和小腿的中间位置，向上拉至 Y型肌贴的末端。开始时使用中度拉伸力，但是到达腘窝处时不用拉伸力。

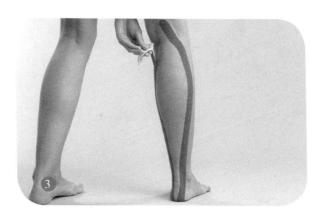

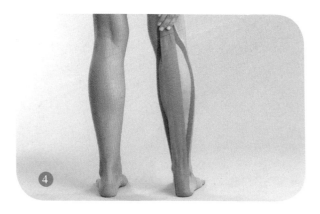

⑤ 然后把肌贴在肌腱处抹平，再将肌贴末端与 Y 型肌贴的
　两条肌贴末端重叠粘贴。

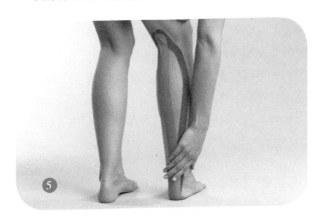

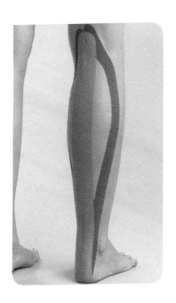

肌贴 3：因扁平足引起的胫骨或膝关节疼痛

后胫骨肌肉与纵向足弓直接相连，因此，扁平足的人在转动小腿的时候会觉得膝关节疼痛。扁平足会导致胫骨内侧和膝关节疼痛，以及胫骨边缘的下部有强烈的压痛感。除了使用肌贴之外，还可以使用鞋垫支撑肌肉和纵向足弓。

肌贴

数量：1 条

形状：I 型

宽度：5 厘米

拉伸：中度拉伸力

时间：7 天以内

操作说明

请您坐在凳子上，双腿稍微分开，膝盖稍微弯曲。用脚的外侧缘踩在地板上。测量所用肌贴的长度，从脚掌开始，经过内踝骨，绕过小腿和腘窝直至膝盖外侧的长度即为肌贴长度。裁切的肌贴长度要比测量的长度短四分之一。在肌贴长度四分之一处撕掉保护膜。

① 肌贴基点：在内踝骨部位将肌贴横向剪开一个切口，切口长度是肌贴宽度的一半。把未剪开的肌贴粘贴在内踝骨的后侧。肌贴的尾端指向脚掌。剪开的一半贴于内踝骨的前部。

② 操作流程与向下的肌贴尾端：拉起肌贴下部的尾端，使用中度拉

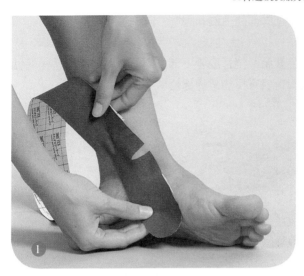

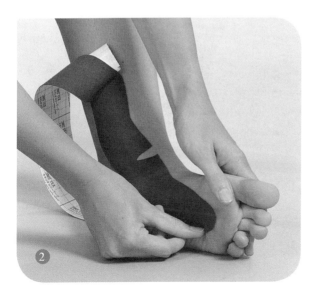

伸力绕过脚部的内侧和脚掌，向下拉到横足弓处。

③ 操作流程与向上的肌贴尾端：拉起肌贴上部的尾端，从内踝骨开始，绕过胫骨下部内侧，向上拉伸。这样就可以全面覆盖有压痛感的部位。

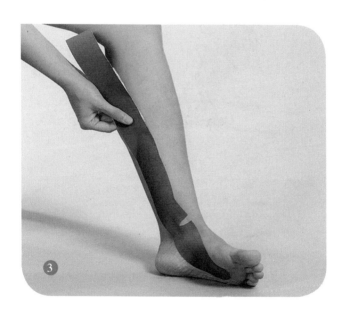

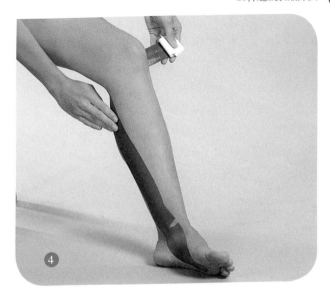

④ 使用中度拉伸力，沿着对角线方向将肌贴拉过小腿，斜着越过腘窝到达膝盖的外侧，直至膝关节的上部。

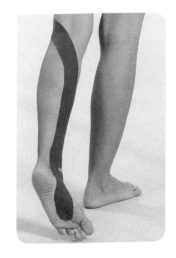

肌贴 4：股四头肌无力或受伤

股四头肌无力或受伤时，可能会感觉紧张、肌肉无力或无法活动，并且会引起关节疼痛。

另外肌肉本身也会发生疼痛，例如，肌肉纤维撕裂或瘀伤都会导致疼痛。以下肌贴组合适用于恢复乏力和受伤的肌肉。

肌贴

数量：2 条或 3 条

形状：3 条 I 型或者 1 条 I 型，或者 1 条 Y 型

宽度：5 厘米

拉伸：轻度拉伸力

时间：7 天以内

小建议：

如果仅仅是内侧和外侧的肌肉部分受伤，您可以使用第一条肌贴，不用剪裁也就是使用 I 型肌贴，贴扎在相应的受伤部位即可。

操作说明

请您坐在凳子上，双腿稍微分开，膝盖放松。这个姿势膝盖应该不会疼痛。测量所需肌贴的长度，从大腿前侧上半部分开始，到膝盖再到胫骨上端的长度即为肌贴的长度。剪裁两条肌贴（使大腿肌肉放松则需要三条），每条肌贴都要比测量的长度短八分之一。将其中一条肌贴几乎完全纵向剪裁（Y 型肌贴）。

① 第一条肌贴基点：将 Y 型肌贴未剪开的一端粘在大腿上部中间位置。肌贴的走行朝着膝盖的方向。

② 第一条肌贴的操作流程：将 Y 型肌贴的一条边呈弧形拉起，使用轻度拉伸力粘贴在大腿内侧肌肉

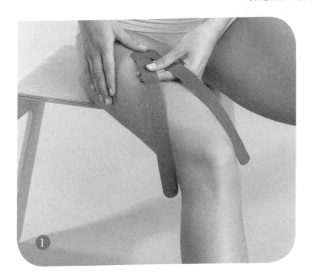

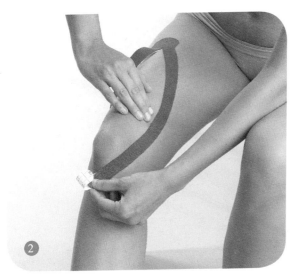

突出的部位，并将肌贴拉到膝盖处。用另一只手轻轻托起大腿肌肉突出的部位，继续拉伸肌贴，至髌骨并拉过膝盖直至胫骨前侧上缘。

③ 第一条肌贴的尾端：将第一条肌贴的第二条边相对应地粘贴在大腿外侧肌肉的突出部位。

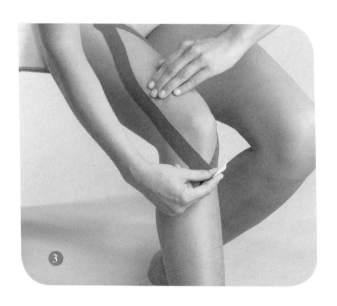

④ 第二条肌贴：现在可以粘贴第二条肌贴了，纵向朝下对准第一条肌贴的尾端上部。使用较小的拉伸力将肌贴直接向下拉，正好粘贴在髌骨和膝盖上，直至到达第一条肌贴的尾端上边缘。再在肌贴的尾端水平粘贴一条肌贴起到固定作用。

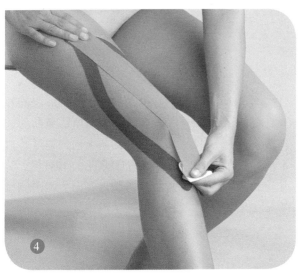

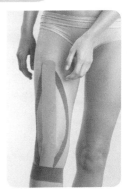

肌贴 5：膝关节向内扭转时疼痛

当膝盖疼痛时，大多数情况是膝盖内旋能力受限。就会出现膝关节骨性关节炎甚至是髌骨疼痛的症状。因此小腿就要更多地向外转动。这套肌贴能够促进膝盖内旋能力，并且也可以与其他肌贴组合使用（例如，与肌贴 6 或者 8 组合）。

肌贴

数量：1 条或 2 条

形状：I 型

宽度：5 厘米

拉伸：中度拉伸力

时间：7 天以内

操作说明

请您坐在凳子上，脚后跟的外侧踩在地板上。测量所需肌贴的长度，从小腿外侧向上向内通过膝盖的内侧，按对角线的方向通过腘窝，再继续绕过大腿外侧向大腿内侧拉伸（缝匠肌的范围内），即为所需肌贴长度。剪裁肌贴的长度要比测量长度短四分之一。

① 肌贴基点：肌贴的中间位置就是基点。将肌贴用双手放在膝盖后面。膝盖外侧的那只手要高于膝盖内侧的手。使用中度拉伸力将肌贴斜拉至腘窝处。

② 操作流程与向下的肌贴尾端：继续向下和向外斜拉肌贴。一只手握住小腿最大程度地向内转

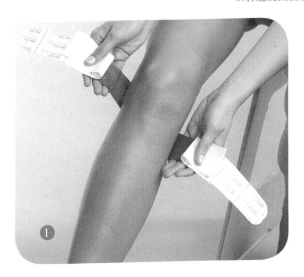

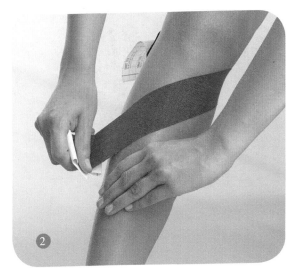

动，另一只手使用非常明显的中度拉伸力将肌贴拉向小
腿的后侧。

③ 操作流程与向上的肌贴尾端：现在将肌贴从膝盖的外侧
向上斜拉到大腿外侧中部，最后用轻度拉伸力拉至大腿
的内侧（缝匠肌）。用另一只手捏住大腿同时向外转动。

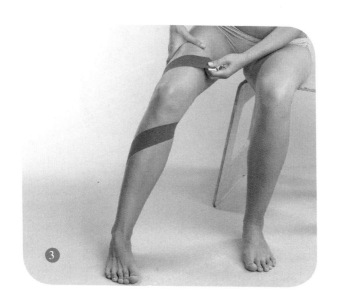

④ 如有必要的话，可以贴扎第二条肌贴。这样就几乎在基点处（腘窝）完全与第一条肌贴重叠，而在其他的部位，两条肌贴仅部分重叠。

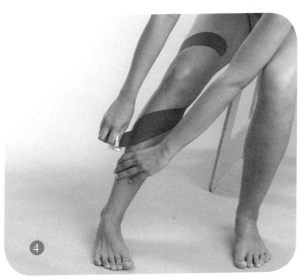

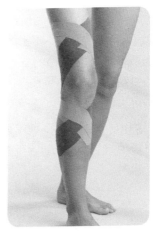

肌贴 6：大腿肌肉疼痛

缝匠肌是从骨盆外侧前部斜向下延伸至膝盖内侧的。它的作用是帮助髋关节向外旋、膝关节内旋，是骨盆和膝盖之间的重要连接部分。在耐力运动中这种肌贴是非常理想的支撑，它的效果会让您感到惊讶。

肌贴

数量：1 条
形状：I 型
宽度：5 厘米
拉伸：轻度至中度拉伸力
时间：7 天以内

小建议：

如果想要在膝盖处的肌贴贴扎得牢固，可以与肌贴5组合使用。当然，肌贴 8 也适合（内侧肌贴）。

操作说明

请您坐在凳子上，双腿稍微分开，膝盖稍微弯曲，脚后跟外侧踩在地板上。测量所需肌贴的长度，从小腿后部到小腿的外侧再到膝盖的内侧，然后再向外拉至大腿前侧，斜拉至大腿的腹股沟（内收肌和股四头肌之间）外侧约 15 厘米处，即为所需肌贴长度。剪裁肌贴的长度要比测量长度短四分之一。在肌贴的三分之一处撕下保护膜。

① 肌贴基点：将肌贴基点位置定在腘窝内侧边缘上。肌贴较短的那部分朝着下前方。

② 操作流程与向下的肌贴尾端：请您把脚向内转，用一只手扶住小腿，另一只手用中度拉伸力按照

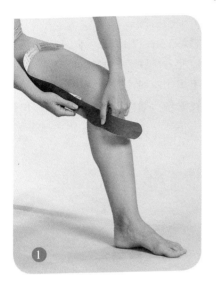

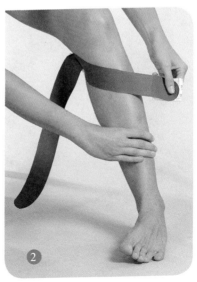

对角线方向向下拉至小腿后侧。

③ 操作流程与向上的肌贴尾端：用一只手向外扭转托起大腿肌肉。使用轻度拉伸力从膝盖内侧拉伸肌贴，向上斜拉通过大腿前侧软组织的腹股沟。注意：如果使用过大的拉伸力可能会导致瘀伤。肌贴的尾端依旧不使用拉伸力直接粘贴即可。

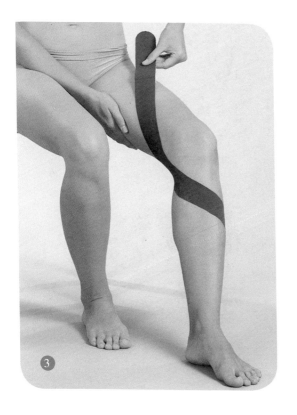

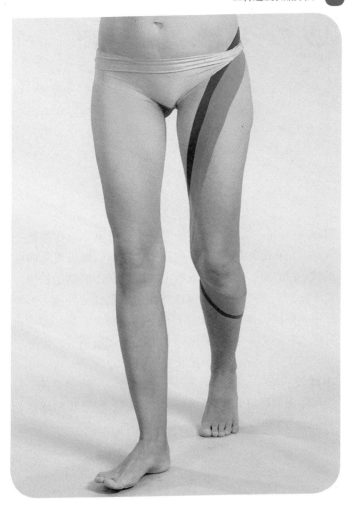

肌贴 7：大腿外侧肌肉紧张

　　大腿的肌肉无力、紧张和外侧肌肉纤维束收缩会引起臀部、大腿或者膝盖疼痛。这些现象经常出现在耐力运动员身上。使用肌贴让这一切都变得轻松，同时也要加强伸展训练，也都有改善作用。这组肌贴对 X 型腿人群也有用。

肌贴

数量：1 条或 2 条

形状：I 型

宽度：5 厘米

拉伸：中度拉伸力

时间：7 天以内

小建议：

　　本条肌贴可以与肌贴 13 组合使用。

操作说明

　　请您坐在凳子上，双腿稍微分开，膝盖稍微弯曲，脚后跟外侧踩在地板上。测量所需肌贴的长度，从髋骨外侧向下到膝盖外侧，再继续向下直至到达胫骨前侧，即为所需肌贴长度。剪裁肌贴的长度要比测量长度短四分之一。

① 第一条肌贴基点：将肌贴的一端贴在外侧髋骨上。肌贴尾端朝着膝盖的方向。

② 操作流程与肌贴尾端：使用中度拉伸力拉伸肌贴，经过大腿的外侧，向下直至膝盖的外侧。在膝盖骨的外边缘与腘窝交界处拉伸肌贴直至胫骨的上部。

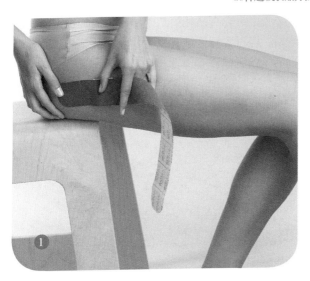

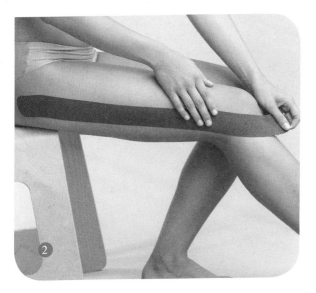

③ 如果有必要,可以再贴扎第二条肌贴,同样也是从外侧
髋骨开始,经过大腿区域并稍微朝前一些,然后在膝盖
前面与第一条肌贴完全重叠。

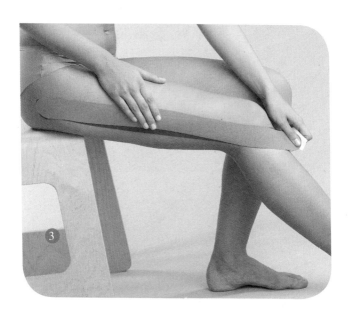

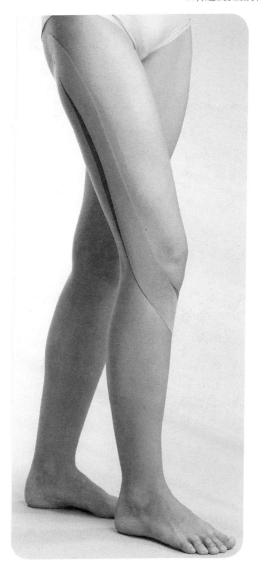

肌贴 8：大腿后侧肌肉紧张

大腿后侧的肌肉群（内部和外部），也称为大腿后肌群，是运动中最易受伤的肌肉。它们主要是由于过度的紧张（特别是外侧肌肉）或者与背部症状相关联，经常表现为过度肌肉无力（特别是内侧肌肉）。用于大腿后肌群延展练习的肌贴，能够立即缓解上述症状。

肌贴

数量：1 条或 2 条
形状：I 型
宽度：5 厘米
拉伸：中度拉伸力
时间：7 天以内

小建议：

即便仅仅是外侧的肌贴就能够显著缓解症状。

操作说明

请您坐在凳子的前侧边缘，双腿稍微分开，膝盖稍微弯曲，这样大腿后部就不会感到任何疼痛。用脚后跟的外侧踩在地板上。测量所需肌贴的长度，从大腿后部的坐骨开始，向下到腘窝，继续到小腿外侧，膝盖以下，直至到达胫骨的前侧，即为所需肌贴长度。剪裁肌贴的长度要比测量长度短四分之一。

① 第一条肌贴基点：将第一条肌贴（大腿后部外侧肌贴）的一端粘在坐骨上。

② 操作流程与第一条肌贴尾端：使用中度拉力拉伸肌贴，斜向下拉到腘窝的外边缘，准确地越过明显可见的肌腱，然后拉至小腿外

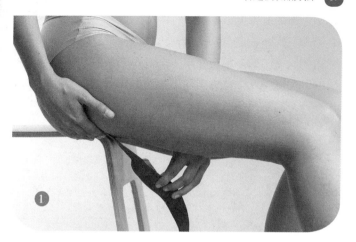

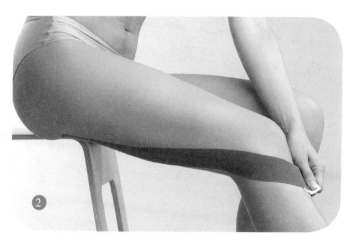

侧上部的腓骨上，直至胫骨的前部。

③ 第二条肌贴基点与操作流程：将第二条肌贴（大腿后部内侧肌贴）的一端与在坐骨上的第一条肌贴粘在一起，同时使用中度拉伸力斜向下拉至腘窝处，要通过腘窝内侧边缘的肌肉与肌腱。

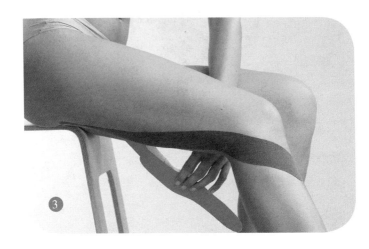

④ 第二条肌贴的尾端：向下拉伸第二条肌贴，绕过膝盖下部直至第一条肌贴的尾端。

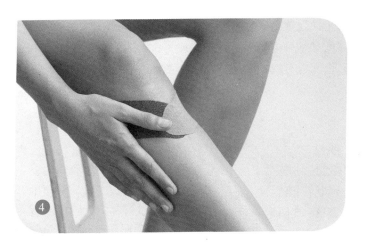

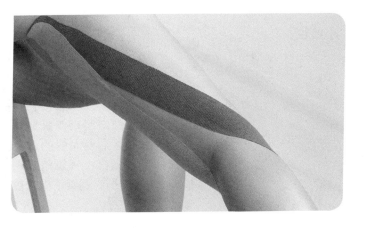

肌贴 9：坐骨神经痛

从臀部向下蔓延的腿部疼痛可能来自坐骨神经，例如，由于椎间盘突出、椎管狭窄、骨盆扭伤或臀肌粘连造成的。因此必须确定原因再进行治疗。这时使用一条坐骨神经肌贴会非常有效，但是必须要请您的同伴帮忙贴扎。

肌贴

数量：1 条

形状：I 型

宽度：5 厘米

拉伸：中度拉伸力

时间：7 天以内

小建议：

可以与肌贴 10、13 组合使用。

操作说明

请您趴在 1 ~ 2 个垫子上，将疼痛的腿向外伸开。您的同伴要先测量所用肌贴的长度，从下腰椎开始，斜向经过臀部、大腿后部直至腘窝处，即为所需肌贴的长度。剪裁肌贴的长度要比测量长度短四分之一。

① 肌贴基点：将肌贴的一端粘在下腰椎的上面一点。

② 操作流程：向下向外侧斜拉肌贴，经过腰椎、骨盆和臀部。

③ 操作流程和肌贴尾端：继续在外侧髋骨和坐骨之间拉伸肌贴直至大腿后侧，沿着大腿的正中线拉伸直至腘窝，将肌贴末端 10 ~ 15 厘米贴在腘窝下中线位置处。

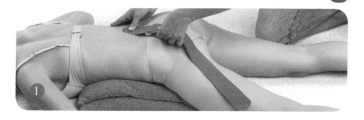

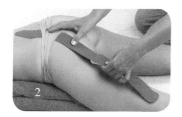

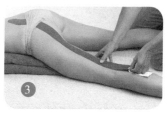

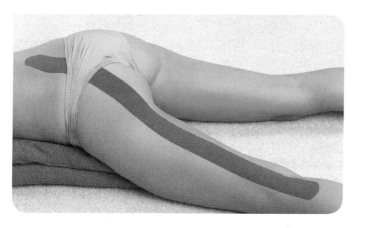

肌贴 10：弯腰时骶骨疼痛

80% 的人都有过腰痛症状。肌贴可以帮助减轻这些症状，并且能增强身体灵活性。 但是，肌贴并不能替代任何必要的治疗方法。只是当您的下背部（而不是在大腿后侧肌肉上）向下弯曲时感觉到牵拉性疼痛，肌贴才有助于缓解症状。贴扎这组肌贴您需要一个同伴帮助。

肌贴

数量：3 条
形状：I 型
宽度：5 厘米
拉伸：中度拉伸力
时间：7 天以内

小建议：

可以与肌贴
13 组合使用。

操作说明

请您稍微向前弯腰，双臂放在桌子上支撑身体。 您的同伴测量所需肌贴的长度，从骶骨中心位置（臀部正中上方约 5 厘米）开始，经过腰椎突起越过腰椎曲面，并且不要覆盖住椎骨。剪裁两条肌贴，其长度要比测量长度短四分之一。

① 第一条肌贴基点：将肌贴的一端粘在骶骨的中间，距离臀部正中间上方大约 5 厘米处。肌贴斜向上方贴扎。

② 操作流程与肌贴尾端：使用中度拉伸力拉伸肌贴，在脊椎的一侧以弧线形式向上拉。

③ 以同样的方式在脊椎的另一侧粘贴第二条肌贴。

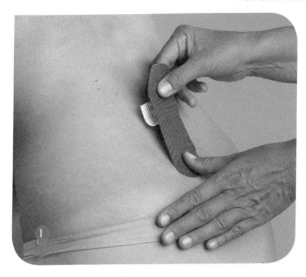

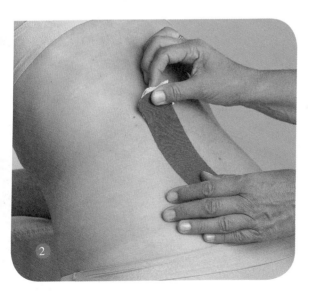

④ 此外，在骶骨肌贴的起始部位再以水平方向粘贴一条肌贴，两端分别向左右各 7 ~ 8 厘米，尾端贴在骨盆两侧的突出处即可。

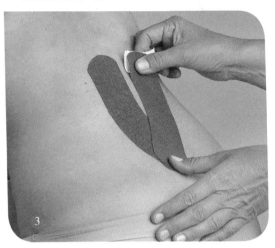

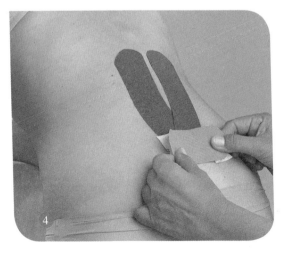

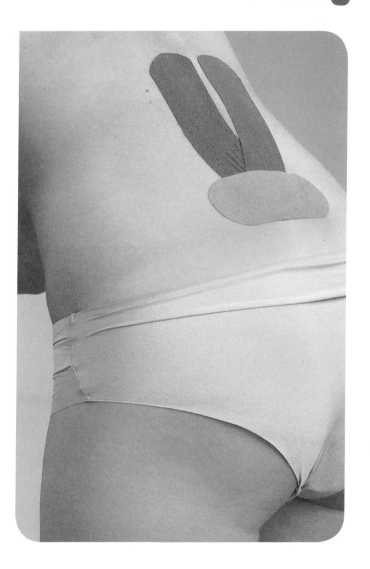

肌贴 11：剧烈运动时骶骨疼痛

如果当您在运动的时候（打网球、排球，或投掷标枪），或劈木材、熨烫衣物或吸尘时，您的腰椎在向前倾斜时会感觉疼痛，这些症状可能都与钻石形状的背部筋膜相关。这套肌贴对缓解此类疼痛非常有效。本书中的图示是专门为右利手的人设计的，左撇子按照镜像原理变换一下方位即可。

肌贴

数量：2 条
形状：I 型
宽度：5 厘米
拉伸：中度拉伸力
时间：7 天以内

操作说明

请您用左侧臀部坐在桌子的边缘，然后进行平常会有疼痛的侧倾运动，直到感觉到疼痛，这时动作往回收一点直到你感觉不到任何疼痛。您的同伴测量所需肌贴的长度，从左侧骨盆外侧开始斜向上经过疼痛的背部区域，直至右侧胸腔前部。剪裁两条肌贴，其长度要比测量长度短四分之一。从中间撕下肌贴的保护膜。

① 第一条肌贴基点：不使用拉伸力，将肌贴的一端粘在左侧骨盆的外侧。肌贴向上朝着背部方向。

② 操作流程与肌贴尾端：深呼气，请您的伙伴使用中度拉伸力，将

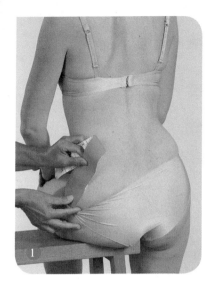

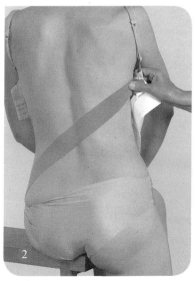

肌贴斜拉向右侧前面的肋骨弯曲处。

③ 第二条肌贴仅作为加固使用，贴扎方法相同。

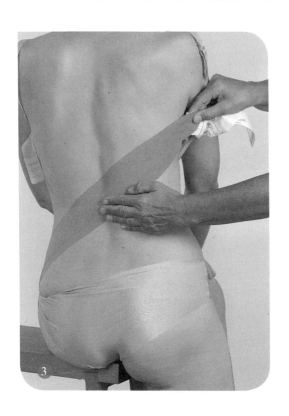

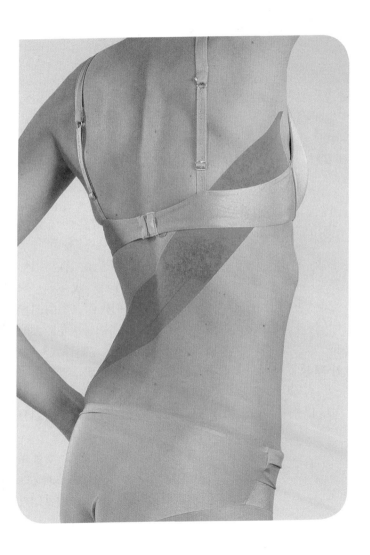

肌贴 12：肌贴 11 的扩展使用

当您出现腰部和骨盆疼痛时，本套肌贴可以有效地提高理疗效果，肌贴 12 是对肌贴 11 的有效补充。例如，本肌贴特别适用于出现严重且顽固的症状，或者是身体感受到腰椎活动区域负荷过重的情况下。这套肌贴是专门为右利手的人设计的，左撇子按照镜像原理变换一下方位即可。

肌贴

数量：2 条

形状：I 型

宽度：5 厘米

拉伸：中度拉伸力

时间：7 天以内

小建议：

可以与肌贴 10、13 组合使用。

操作说明

请您以要迈步走路的姿势站立，左腿向前并且向外旋，进行平常会有疼痛的倾斜运动，直至感觉到疼痛，然后动作往回收一点，直到你感觉不到任何疼痛。您的同伴测量所需肌贴的长度，从左侧大腿前部内侧开始，经过左侧骨盆外侧，再经过疼痛的背部区域，以对角线方向拉至右侧胸腔前部。剪裁两条肌贴，其长度要比测量长度短四分之一。

① 第一条肌贴基点：请您不要使用任何拉伸力将第一条肌贴的尾端从大腿的前部内侧拉至骨盆的外侧。肌贴斜着朝向上方。

② 操作流程与第一条肌贴尾端：请

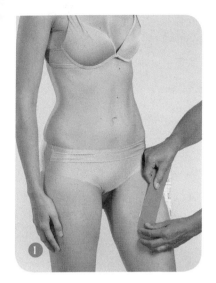

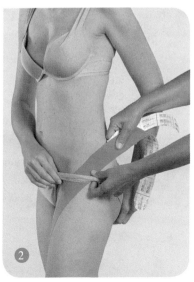

您深呼气，此刻让您的同伴斜向拉伸肌贴，且使用中度拉伸力，拉至前部右侧的肋弓处。

③ 第二条肌贴用同样的方法贴扎，只是部分与第一条肌贴重叠。

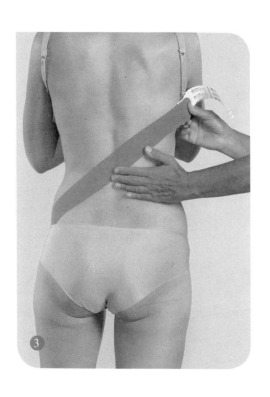

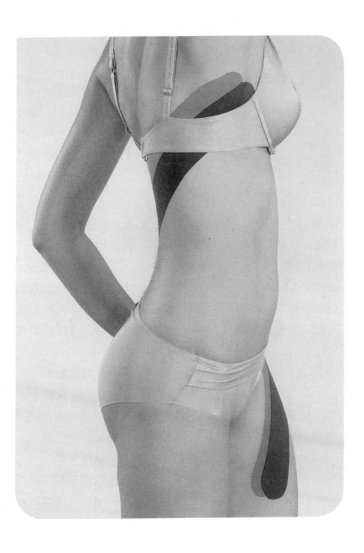

肌贴 13：腰椎间盘突出症时的骨盆矫正

许多人，其中大多数是女性，患有顽固的腰椎间盘突出症。其主要表现为骨盆前倾。下腰部负荷过重会引起疼痛甚至是椎间盘出现问题。推荐双侧使用肌贴，可以刺激上部腰椎，起到更好的矫正腰椎（舒展）和骨盆的作用，从而缓解腰椎间盘突出症状。

肌贴

数量：2 条或 4 条
形状：I 型
宽度：5 厘米
拉伸：中度拉伸力
时间：7 天以内

小建议：

可以与肌贴 10，15，7 组合使用。

操作说明

请您坐在凳子上，骨盆端正（腰椎平直），且胸部挺直。测量所需肌贴的长度，从下胸椎经过腰部，直至骨盆顶部前端，所测长度即为肌贴长度。剪裁肌贴，其长度要比测量长度短四分之一。身体两侧各需一条或两条肌贴。

① 第一条肌贴基点：将肌贴的一端斜着向下向外粘贴到下胸椎上。

② 操作流程：当你深呼气时，使用中度拉伸力将肌贴拉伸至腹部，再斜着向外向下拉至腰部。

③ 肌贴尾端：将肌贴的前端内侧绕过骨盆顶端，粘贴到下腹部。

④ 以同样的方式在身体的另一侧贴扎肌贴。如果您感觉到了肌贴加

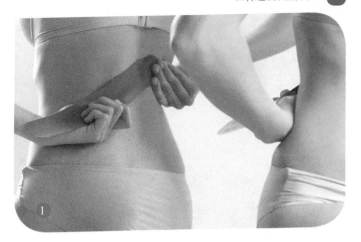

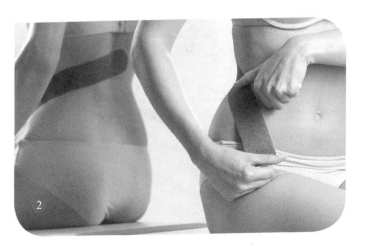

固对您有好处，你可以在两侧重叠贴扎肌贴。为了使双侧贴扎的肌贴稳固，建议在日常活动和运动中再贴一条肌贴加固，以水平方向粘贴固定在腹部下侧的肌贴末端，但是不要使用拉伸力。 此外，您还可以再使用一条肌贴以垂直方向粘贴到脊柱(见大照片)上,以起固定作用。

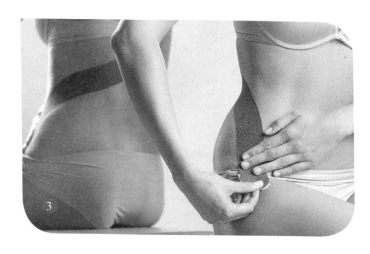

3

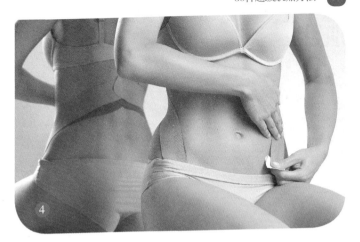

4

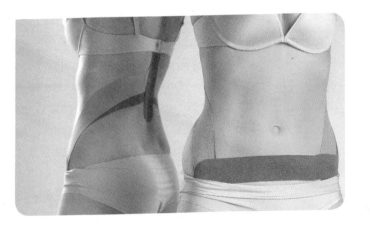

肌贴 14：腰椎间盘突出疼痛时的筋膜肌贴

对于大多数人来说，水平方向的腹横肌肌力很差，再有与其相关联的骨盆底部肌肉肌力也不足，这种情况可能会导致在不同的姿势或运动时，尤其是过度伸展时背部出现疼痛。本套肌贴可以为背部筋膜提供所需的张力，便于锻炼和缓解背部疼痛。

肌贴

数量：4 条
形状：I 型
宽度：5 厘米
拉伸：中度拉伸力
时间：7 天以内

小建议：

可以与肌贴 13 组合使用。

操作说明

请您坐在凳子上，骨盆端正（腰椎平直），胸部挺直。测量所需肌贴的长度，从下胸椎开始，绕过腹部，直至骨盆顶部前端，所测长度即为肌贴长度。剪裁肌贴，其长度要比测量长度短四分之一。身体两侧各需一条或两条肌贴。

① 第一条肌贴基点：用力伸展胸部，收紧下腹部。让您的同伴将肌贴的中间部位粘贴在肚脐以下腹部的中间位置上。

② 操作流程与第一条肌贴尾端：请您深呼气，同时让您的同伴拉伸肌贴的一端，且使用中度拉伸力向左侧拉，尾端向右侧绕过前面骨盆顶部直至下腰部。

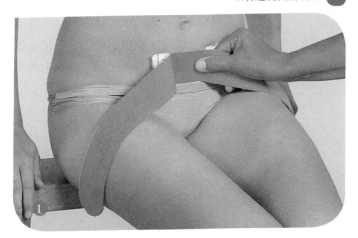

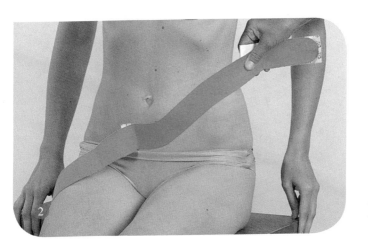

③ 第二条肌贴基点：肌贴的另一端在腰围高度处的腰椎上与第一条重叠粘贴。为了更加稳固，可以在脊柱上以垂直方向贴扎一条短的肌贴，粘贴在上述肌贴的末端。

④ 操作流程与第二条肌贴尾端：第二条肌贴稍微向下一点，这样就与第一条肌贴部分重叠贴扎。请您使用轻度拉伸力，以水平方向分别向左侧和右侧拉伸，经过骨盆顶部骨骼的突出部位，直至骨盆的两个侧面。同时您要呼气，并且收紧下腹部。

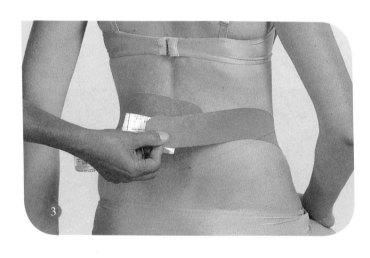

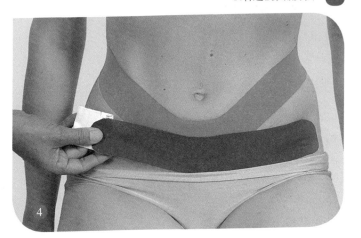

4

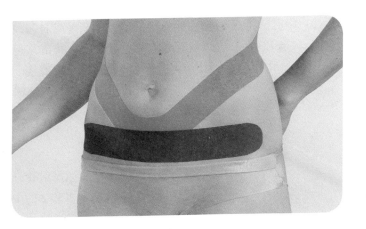

肌贴 15：胸椎的矫正

心理压力、因生病造成的驼背、缺乏自信心、圆胸等诸多原因会导致驼背，之后胸椎变得僵硬，并且伴有疼痛感。要想矫正驼背，身体的、心理的或者是放松的训练都是必不可少的。本肌贴就是起到了简单的支撑作用，因为它可以拉伸背部，使其能够自动地伸展开来。

肌贴

数量：3 条
形状：I 型
宽度：5 厘米
拉伸：中度拉伸力
时间：7 天以内

操作说明

请您坐在凳子上，骨盆端正（腰椎平直），胸部挺直。很快您就会觉得背部肌肉快坚持不住了，并且背部感觉很僵硬。或者请您像四足动物那样摆好姿势（双手或肘部，以及膝盖支撑在地面上，臀部靠近脚后跟），并伸展胸椎靠近地板。三条肌贴的长度介于 15 ～ 25 厘米之间，具体取决于背部的长度。撕下肌贴中间的保护膜。您还需要一个同伴帮助您贴扎肌贴。

① 第一条肌贴基点：将肌贴沿着脊柱的纵向贴扎，肌贴 1 和 2 的中心线略微靠近脊柱尖端的两侧（棘突）。

② 操作流程与第一条肌贴尾端：用

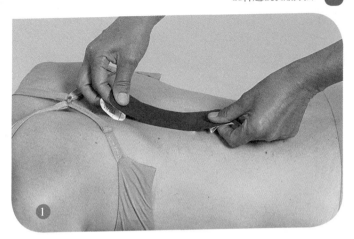

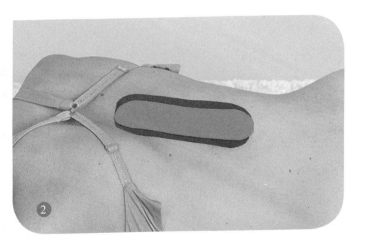

中度拉伸力将第一组的两条肌贴拉伸，以垂直的方式向上和向下拉伸，同时深呼气。第三条肌贴正好贴在中间，纵向经过脊柱粘贴，从而起到对第一组两条肌贴的固定

小建议:

如果肌肉紧致,但脊柱是驼背的样子且僵硬,请您使用第一条和第二条肌贴,以斜向方式取代纵向方式(不是横向方式)经过疼痛、僵硬的脊柱,即脊柱棘突的部位(参见备选方案)。

作用。

在脊柱僵硬的情况下,可以备选的肌贴方案:

③ 第一、二条肌贴基点:请您将第一条和第二条肌贴稍微斜着向左侧及右侧贴扎在僵硬的脊柱棘突上。

④ 操作流程与肌贴尾端:使用中度拉伸力,同时深呼气,斜着向上方和下方拉伸两条肌贴。第三条肌贴贴扎方法与上述方式相同。

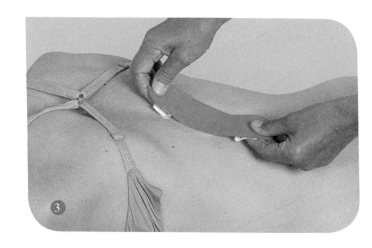

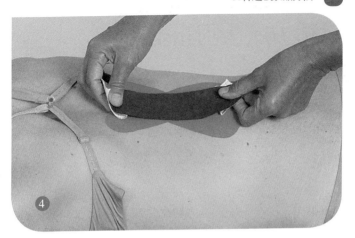

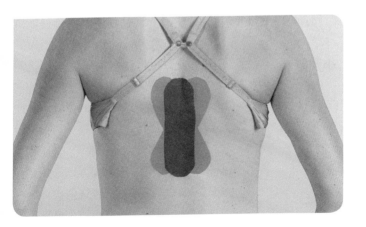

肌贴 16：大拇指扭伤

大拇指扭伤后会很疼，尤其是拇指关节根部，关节也会和拇指里面的鞍状关节一样疼痛。这种情况多出现在经常长时间使用手机时。本套肌贴可以提供非常有效的帮助。

肌贴

数量：2 条

形状：I 型

宽度：2.5 厘米

拉伸：中度拉伸力

时间：7 天以内

小建议：

为了保护肌贴不受损，建议戴一副薄手套。

操作说明

请您坐在桌子旁边，将相应的手臂的小指侧放在桌子上。测量所需肌贴的长度，从前臂外侧开始，到手腕内侧再到拇指肚，并缠绕拇指一圈，所测长度即为肌贴长度。剪裁肌贴，其长度要比测量长度短四分之一。另外，纵向剪裁肌贴，这样就可以得到两条窄的肌贴。

① 第一条肌贴基点：请您略微伸展拇指，保持在无痛的位置。将肌贴的一端粘贴在拇指关节根部且挨着食指的那一侧。

② 操作流程：从手背方向开始贴扎肌贴，绕着关节缠绕两次。

③ 操作流程：现在，请您继续将肌贴拉伸绕到大拇指拇掌肌和手腕的内侧。

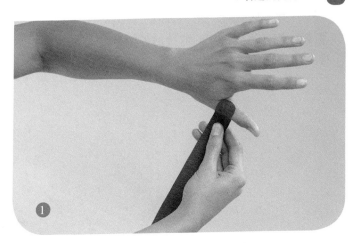

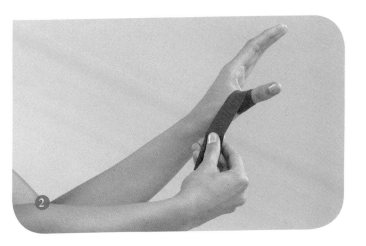

④ 肌贴尾端：从手腕开始，将肌贴继续斜着拉至前臂小手
指那一侧，然后再拉到前臂的外侧。重复贴扎第二条
肌贴，并与第一条肌贴部分重叠。

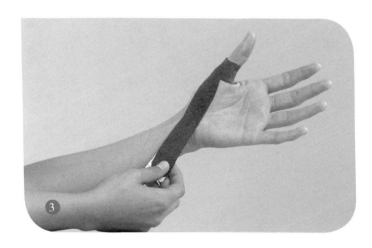

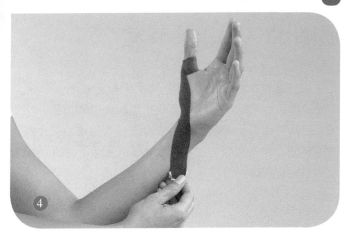

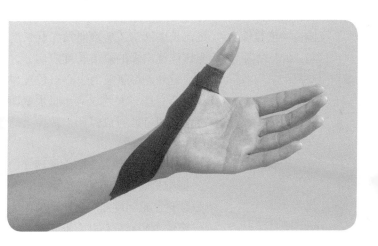

肌贴 17：拇指关节炎

人们常说的拇指关节炎主要是指拇指鞍状关节磨损（关节炎），鞍状关节的作用是连接腕关节和拇指。这个关节磨损可能会引起严重的疼痛，使日常简单的活动都变得不可能，包括写作，打字，拿杯子或握手。因此物理治疗和肌贴是首选的治疗方法。

肌贴

数量：1 条
形状：I 型
宽度：5 厘米
拉伸：中度拉伸力
时间：7 天以内

操作说明

请您坐在桌子旁边，将患侧手臂放在桌子上。测量所需肌贴的长度，从前臂外侧开始，到拇指—食指—虎口，所测长度即为肌贴长度。将此长度加倍，剪裁肌贴，其长度要比计算出来的双倍长度短四分之一。另外，将肌贴的中心点位置剪裁得窄一些，大约 3～4 厘米宽即可，将切口处剪成弧形，裁掉大约 1 厘米。

① 第一条肌贴基点：略微伸展您的拇指，但是不要展开太多，避免让自己感到疼痛。将肌贴剪裁变窄的中间部分粘贴在拇指和食指之间的虎口上。

② 操作流程与手背上的肌贴尾端：

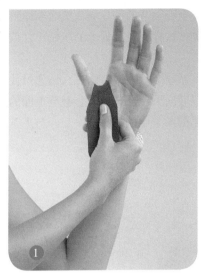

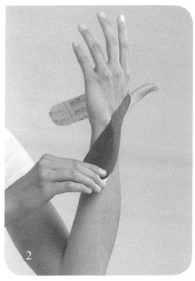

将肌贴从手背那面拉伸至腕关节的手掌侧，然后继续斜着向上拉伸至尺骨外侧。这样，在尺骨上的肌贴正好位于前臂的内侧。

③ 操作流程与手掌侧的肌贴尾端：在手掌内侧，请您拉伸肌贴，经过腕关节，斜着向下拉至尺骨，直至与上面的肌贴尾端重合。将肌贴的两个尾端粘贴在一起，与平常一样不使用拉伸力。

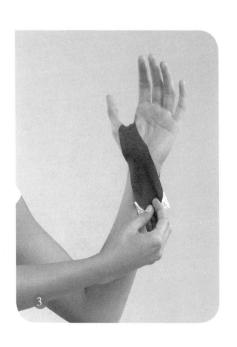

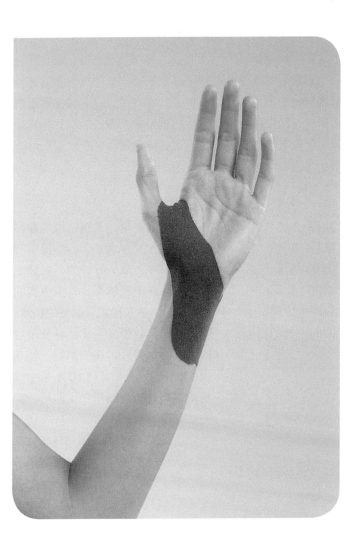

肌贴 18：网球臂

　　常见的网球臂或者网球肘，诊断出来的结果是前臂后部或伸侧有不适的症状。但是，疼痛的症状不仅仅是出现在网球运动中的反手动作中，也经常出现在抓拿和握持物体时，或者出现在操作计算机鼠标和键盘时。使用肌贴有助于快速缓解症状。

肌贴

数量：1 条
形状：Y 型
宽度：5 厘米
拉伸：中度拉伸力
时间：7 天以内

操作说明

　　肘部呈直角，手腕略微弯曲，手背朝上，放在桌子上。测量所需肌贴的长度，从上臂外侧，肘部上方开始，向上到腕部，直至中指的指甲处，所测长度即为肌贴的长度。剪裁肌贴，其长度要比测量长度短四分之一。另外，在肌贴的一端从中间纵向裁开（大约 10 厘米），稍微剪短食指处的肌贴（肌贴不要粘贴在指甲上）。

① 第一条肌贴基点：请您将肌贴基点贴在上臂外侧，正好是肘部的上面。

② 操作流程与肌贴尾端：使用中度拉伸力，将肌贴从肘部向上内侧拉伸，经过手臂直至腕关节。

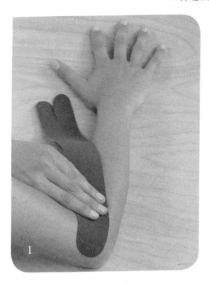

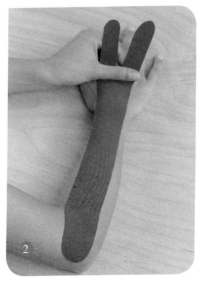

③ 将 Y 型肌贴的两条边分别粘贴在中指和食指的指甲上
方。再用一条窄的肌贴环绕粘贴在上述肌贴的尾端，不
使用拉伸力。

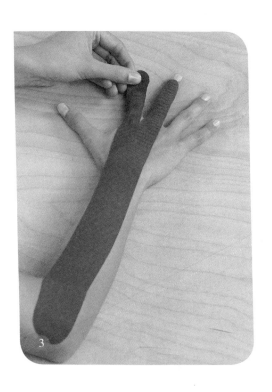

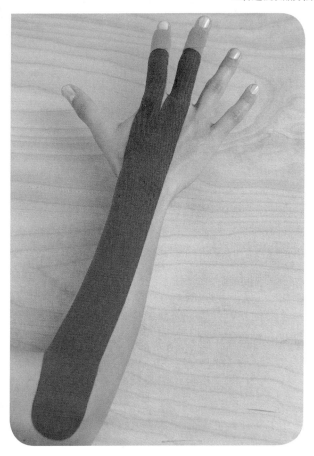

肌贴 19：腕管综合征

正中神经（正中位）贯穿于上臂和前臂的内侧，并且穿过腕关节的腕管，支配前臂和手部的屈肌。如果正中神经在腕管内受到挤压，就会出现一系列症状，表现为手指出现疼痛、麻木甚至是无力。肌贴也可以作为手术后的辅助疗法，极大地促进和改善治疗效果。

肌贴

数量：1 条或 4 条

形状：不对称的 Y 型

宽度：5 厘米

拉伸：中度拉伸力

时间：7 天以内

操作说明

请您坐在一张桌子旁，将有症状的手臂伸展开，以手指不会出现疼痛或麻木为度。测量所需肌贴的长度，从上臂的中部（内侧）开始，经过肘部、前臂和腕关节的屈肌部位，直至食指的指尖处，所测长度即为肌贴的长度。剪裁肌贴，其长度要比测量长度短四分之一。将一端纵向裁开约 15 厘米呈 Y 型，把其中一条边剪短 5 厘米，用于贴扎大拇指。

① 肌贴基点：将肌贴的基点粘在肱二头肌的内侧。

② 操作流程：使用轻度拉伸力将肌贴拉伸至肘部内侧，继续沿直线方向使用中度拉伸力拉伸至腕关

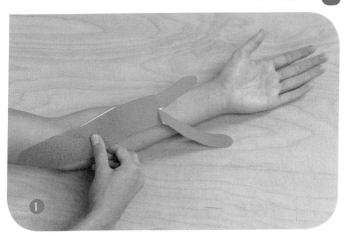

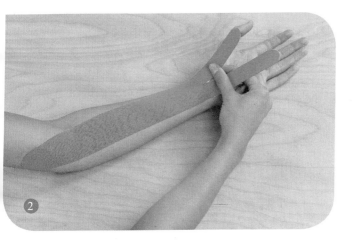

节的中心位置。

③ 肌贴的末端：几乎在腕关节的正上方，就是肌贴两条边的分叉部位，您可以用轻度拉伸力将这两条边拉至食指和大拇指的屈肌上。

④ 两端用较窄的肌贴固定，不用任何拉伸力，环绕着贴扎。不要贴在指甲上。

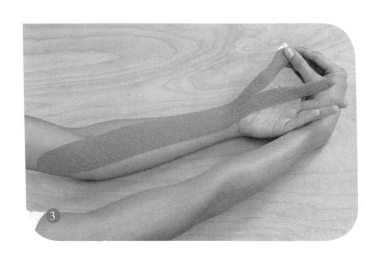

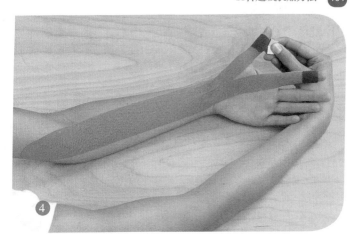

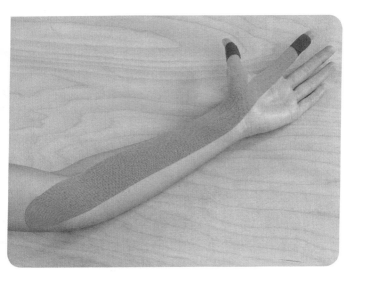

肌贴 20：肩部向外做伸展 运动时疼痛

上臂向外做扩展运动时肩部感到疼痛并不是什么好事，一般来说，这种情况很少是由普通的肌肉酸痛引起的，可能还会伴随有磨损、嘎吱声、咔哒声或粘连。首先您必须立即找出导致这个症状的原因。但无论是否采取手术治疗，都可以先使用肌贴进行理疗。

肌贴

数量：2 条

形状：I 型

宽度：5 厘米

拉伸：中度拉伸力

时间：7 天以内

小建议：

可以与肌贴 22、23 组合使用（见大图照片）。

操作说明

将肘部弯曲放到桌子上。手和前臂垫上几个靠垫。让您的同伴测量所需肌贴的长度，并剪裁两条肌贴，比测量长度短四分之一：

- 第一条肌贴长度测量：从颈椎和胸椎交界处（第 7 颈椎）最突出的椎骨开始，经过肩胛骨外侧，继续向前直至上臂的前侧。

- 第二条肌贴长度测量：从肩胛骨下角弯曲处开始，直线经过后部肩锁关节，同样也是到达上臂的前侧。

① 第一条肌贴基点：让您的同伴将第一条肌贴的基点粘在第 7 颈椎的左侧，同时将您的头部转动远离有症状的肩部（即肌贴指向的

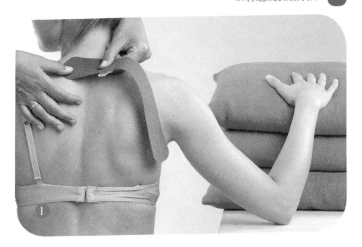

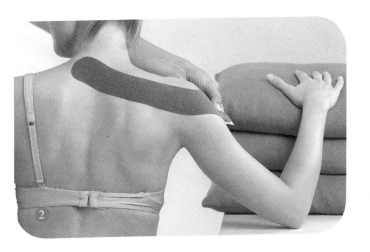

位置）。

② 操作流程与第一条肌贴尾端：使用中度拉伸力斜着向下向外拉伸，沿着肩胛骨的内侧上角，向下拉到肩胛骨水平处边缘，直至后部的外夹角处。从此处越过（但是不经过）并继续略微弯曲直至上臂的前侧。

③ 第二条肌贴基点：请您的同伴将第二条肌贴基点粘贴在肩胛骨下角处。

④ 操作流程与第二条肌贴尾端：将肌贴斜着向上拉伸，经过肩部直至上臂。

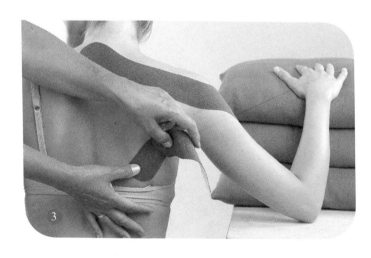

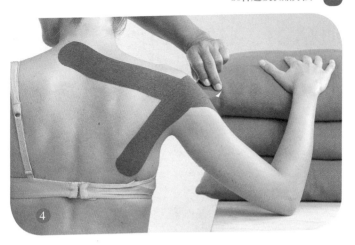

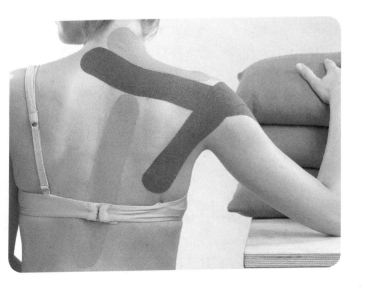

肌贴 21：肩部向内做屈肩 运动时疼痛

如果您已经无法把手准确地放到背后，无法自己系胸罩或穿外套；或当手臂内旋时，肩部总是出现疼痛，这时就需要治疗。如果不进行治疗，则大多数时候肩部运动受限会加剧。肌贴可以帮助您获得神奇的理疗效果。

肌贴

数量：3 条
形状：I 型
宽度：5 厘米
拉伸：中度拉伸力
时间：7 天以内

小建议：

可以与肌贴 22 组合使用。

操作说明

请您坐在桌子旁边，手臂适度伸展，肘部弯曲呈直角。请将手掌向下转动，使肩部跟着转动，直至感觉到疼痛。让肘部高于手部，保持这种姿势把手放在垫子上。让您的同伴测量所需肌贴的长度：

• 第一条肌贴长度测量：从肩胛骨下角开始到腋窝，再绕过上臂，最后到达上臂的后侧。

• 从骨盆顶部开始拉伸一条至两条肌贴，如果有必要的话就经过腰椎到达腋窝和上臂后侧。并剪裁所有的肌贴，其长度要比测量长度短四分之一。

① 第一条肌贴基点：将一条肌贴的基点粘贴在肩胛骨下角处，然后

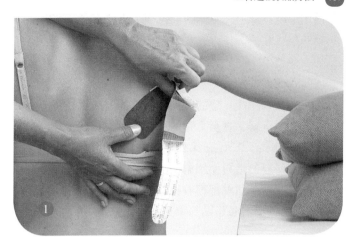

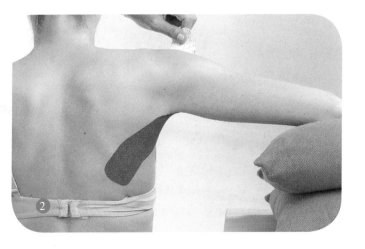

使用中度拉伸力，斜着向上拉到腋窝处。

② 第一条肌贴的操作流程：不要在腋窝处粘贴。此处要另加一条肌贴（5～7厘米），两条肌贴在腋窝下要粘合面对粘合面粘贴。

③ 第一条肌贴尾端：您的同伴将肌贴的前端从腋窝里拉出来，绕过上臂，直至上臂的后侧。

④ 第二条和第三条肌贴：第二条肌贴从骨盆顶部开始贴扎，如果有必要的话再使用第三条肌贴，从腰椎的棘突上开始贴扎，两条肌贴都朝着腋窝的方向拉伸，使用中度拉伸力，直到第二条肌贴与腋窝处的第一条肌贴完全重叠。

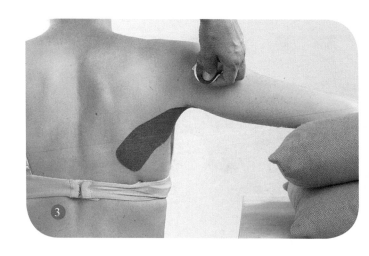

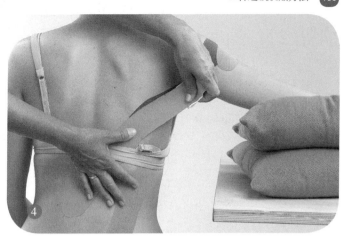

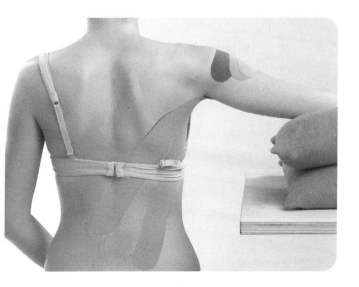

肌贴22：颈部 – 肩部之间肌肉紧张 方案1

从颈部到肩部的斜方肌上缘的走形清晰可见。因为受力较多，斜方肌部位有时会感觉疼痛，或者大多数的时候会感觉紧张，偶尔也会感觉肌肉无力。本套肌贴组合适用于当扭转头部感觉疼痛的情况。您可以自己设计一些肌贴贴扎方案，但本套肌贴组合方案更易于掌握。

肌贴

数量：1条（单侧 使用）或2 条（双侧使 用）

形状：I型

宽度：5厘米

拉伸：中度拉伸力

时间：7天以内

小建议：

可以与肌贴 24、25组合使用，适用于颈部痛或者是肩部疼痛。

操作说明

请您坐下，将肘部支撑在桌子上，用双手支撑头部。请您的同伴测量所需肌贴的长度，测量从颈部侧面，发际线的下部开始，直至另一侧的肩胛角处。剪裁一条或者两条肌贴，其长度要比测量长度短四分之一。

① 第一条肌贴基点：您的同伴将肌贴的基点粘贴在颈椎的左侧。

② 操作流程与肌贴尾端：肌贴的走向是继续沿着颈部 – 肩部肌肉线以及颈椎直至另一侧的颈部侧面，并应始终处于发际线下侧。请稍微将头部扭转到有症状的对侧。

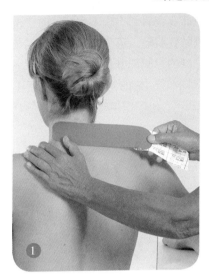

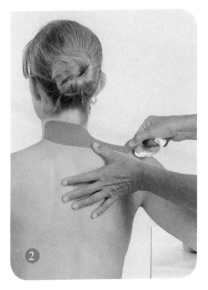

③ 当双侧颈部或者肩部出现不适症状时，包括头痛，那么就要双侧贴扎肌贴。第二条肌贴的尾端与第一条肌贴的基点在颈椎的中间部分互相交叉。在大图照片中，您可以看到双侧肌贴 23 的组合形式，适用于斜方肌下部的肌肉紧张。

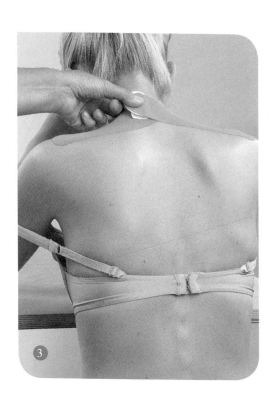

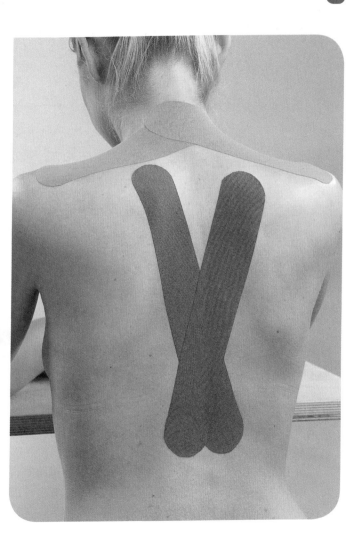

肌贴 22：颈部 – 肩部之间肌肉紧张方案 2

如果在肩部向对侧转动时，斜方肌的上缘（即从颈部到肩胛角之间）感到疼痛，这也说明存在颈 – 肩部肌肉痉挛的症状。这种情况可能在日常生活中不会经常感受到，但在转动时会常常出现。这组肌贴方案可以帮助您解决上述问题，也需要由同伴帮助贴扎。

肌贴

数量：1 条（单侧使用）或 2 条（双侧使用）

形状：I 型

宽度：5 厘米

拉伸：中度拉伸力

时间：7 天以内

小建议：

可以与肌贴 24、25 组合使用，适用于颈部疼痛或者是肩部疼痛。

操作说明

测量所需肌贴的长度，测量从颈部开始，紧贴着颈部发际边缘，到同一侧肩胛角，所测长度即为肌贴长度。或者也可以按照第一个方案测量。

① 肌贴基点：您的同伴将肌贴的一端粘贴到肩胛角的骨骼上。

② 操作流程与肌贴尾端：您的同伴拉伸肌贴，经过颈部 – 肩部肌肉线，直至同侧的颈部侧面。请您扶住头部轻轻地将头部向贴扎肌贴的对侧倾斜。肌贴的尾端粘贴在颈部一侧。这两种方案也可以组合使用，在特殊情况下，比如肌肉痉挛明显，您可以双侧使用肌贴。

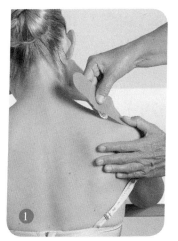 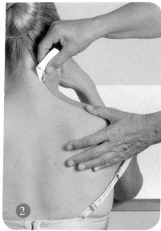

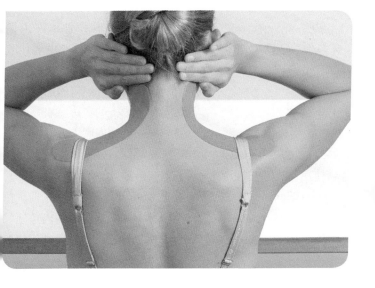

肌贴 23：抬举动作和转身时肩部疼痛

斜方肌的下部从下胸椎一直延伸到肩胛骨的上内侧缘。如果上臂在做抬举动作和转身时，例如，在清洁天花板时，在悬挂晾晒衣物或投掷时，发生肩部疼痛，本套肌贴组合可以提高动作的灵活性。本套肌贴大部分时候都是与其他肌贴结合使用。

肌贴

数量：3 条

形状：I 型

宽度：5 厘米

拉伸：中度拉伸力

时间：7 天以内

小建议：

可以与肌贴22，24，25 组合使用，或者其他用于肩部的肌贴。

操作说明

请您坐好，身体放松，挺起扩展胸部，将肩胛骨尽可能向后拉。您的同伴测量肌贴的长度，从胸椎的最底处开始到肩胛骨顶部内角处。剪裁两条肌贴，其长度要比测量长度短四分之一。

① 第一条肌贴基点：将肌贴的一端粘贴在下胸椎的旁边。肌贴朝着身体另一侧的肩胛骨方向。

② 操作流程与肌贴尾端：您的同伴斜着拉伸肌贴，使用中度拉伸力，在此期间请您呼气，将肌贴拉至身体另一侧肩胛骨的内角处。

③ 另一侧以同样的方式贴扎，同时您也要做深呼气。

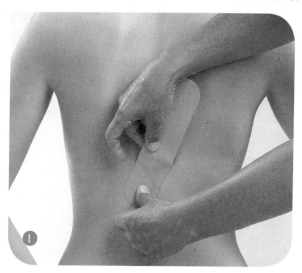

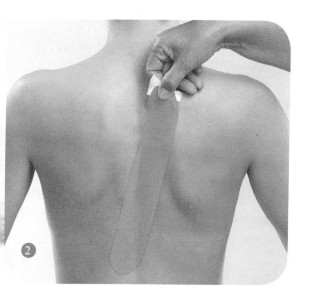

④ 位于胸椎底部的肌贴的基点处，可以再使用一条肌贴以竖直的方向粘贴在脊柱上。如果您能够保持身体竖直和呼气状态，会增加治疗的效果。但是过于强力的姿势矫正，也可能会带来肩部和胳膊不适的风险，因此可以将肌贴拉伸至肩胛骨外角处,而不是粘贴在肩胛骨内角处。

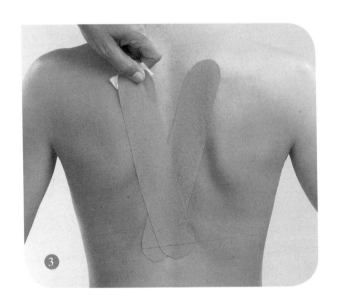

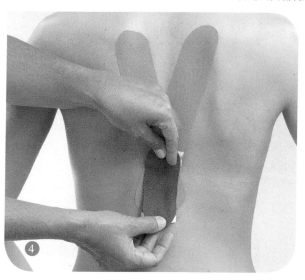

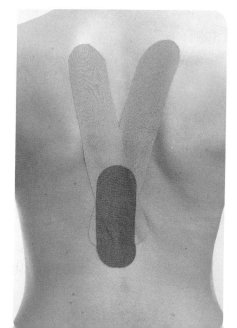

肌贴 24：低头或抬头时颈椎疼痛

因为很多伏案工作需要低头，在日常的工作中，如果不注重纠正工作姿势，长期的错误姿势会导致颈椎的负荷过重，例如，在手工工作或者阅读时，颈部的肌肉总是处于紧张状态，这会导致日后颈椎在仰望拉伸时越来越疼痛。

肌贴

数量：2 条或 3 条
形状：I 型
宽度：5 厘米
拉伸：中度拉伸力
时间：7 天以内

操作说明

您的同伴在测量所需肌贴长度和贴扎肌贴的时候，您需要用手支撑住头部，这样您就不会感觉到疼痛。

① 如果低头时头部感到疼痛：将肌贴的一端贴扎在肩胛骨内侧和胸椎之间，并且使用中度拉伸力向上稍向外侧拉伸，直至发际线前。在颈部区域适当地减小拉伸力。

② 以同样的方式将第二条肌贴拉到另一侧。第二条肌贴的基点要粘贴在第一条肌贴的基点上。为了增强理疗的效果，您还可以再增加一条水平方向的肌贴。该肌贴的中间位置就是肌贴的基点，不要使用任何拉伸力将基点粘贴

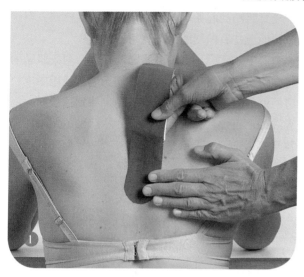

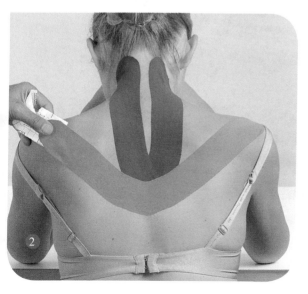

在两条竖直肌贴的起始端。然后再使用中度拉伸力将这条肌贴拉伸至左右两侧的上肩胛角处。

③ 如果向上仰望时感觉到疼痛：**肌贴的基点：** 两条肌贴的基点与操作流程 1 是一样的，肌贴的尾端：使用中度拉伸力将两侧的肌贴斜着向上拉伸，经过并到达颈部 – 肩部交界线处。不要使用任何拉伸力，将肌贴的尾端向前拉，拉至接近锁骨的上部，正好贴扎在颈部前侧的斜方肌处。

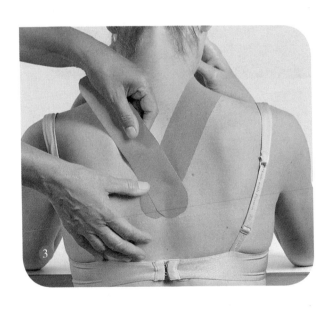

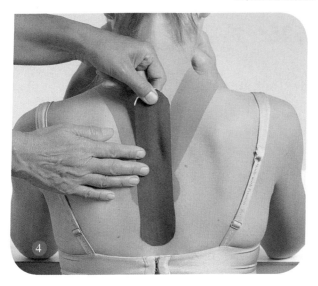

④ 您还可以再贴扎一条
水平方向的肌贴，如
图 2 所示，或者贴扎
一条竖直的肌贴如
83 ~ 85 页中的第三
条肌贴一样。

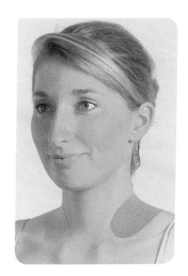

肌贴 25：颈部肌肉紧张

身体两侧的第一肋骨，就如同戴在颈部两侧的项链，它们形成了颈部到胸腔的过渡区域，如同一个盖子一样向上封闭。不正确的姿势，例如在书桌前的坐姿会导致第一肋骨部位出现不适症状，如头部疼痛、颈部疼痛或者手指的麻木。

肌贴

数量：2 条（单侧使用）或 4 条（双侧使用）

形状：I 型

宽度：5 厘米

拉伸：中度拉伸力

时间：7 天以内

肌贴的组合：

肌贴 25 可以和肌贴 26 组合使用，组合时先贴扎肌贴 26，并将其末端经过背部粘贴在下臂上。

操作说明

由您的同伴测量第一条肌贴所需的长度，测量从胸椎底部开始到肩胛骨下部，经过颈部－肩部拐角处直至锁骨内侧的三角区域和颈部的斜方肌。第二条肌贴的长度测量，从胸骨的上部区域开始，沿着颈部向后直至颈椎的底部。剪裁两条肌贴，其长度要比测量长度短四分之一。

① **第一条肌贴基点**：您的同伴将第一条肌贴的一端贴在两侧肩胛骨中间的位置，不要使用任何拉伸力。这条肌贴朝着颈部－肩部交界线的方向。从此刻开始，请您将头部向另一侧稍微倾斜，并保持这种姿势。

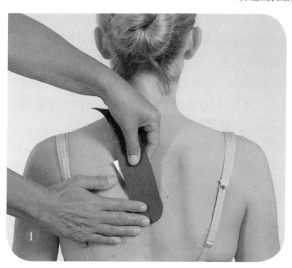

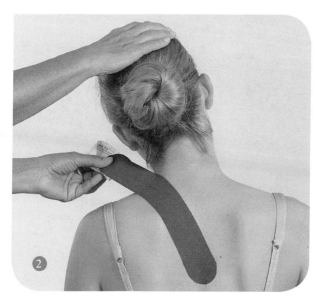

② 操作流程与第一条肌贴尾端：在深呼气的同时，使用中度拉伸力将肌贴从胸椎处拉伸，经过斜方肌的上部，粘贴在颈部领口线，锁骨三角区和前颈部肌肉处。

③ 第二条肌贴基点：将第二条肌贴的基点粘贴在胸骨的中间位置上，在深呼气的同时，将肌贴向上拉伸至患侧的锁骨上。

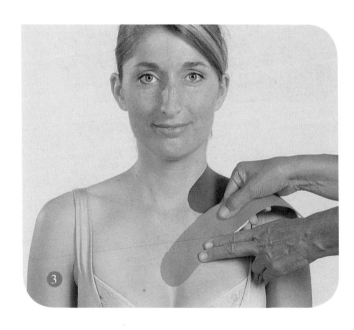

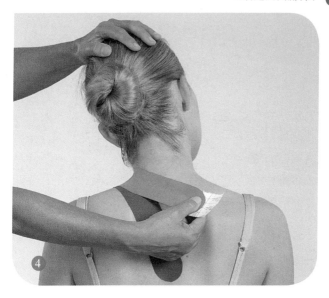

④ 操作流程与第二条肌
贴尾端：使用中度拉
伸力继续向上拉伸肌
贴，经过突出的棘突，
粘贴在颈椎－胸椎
过渡区域（最后一根
颈椎和第一根胸椎之
间）。

⑤ 如果对侧的第一肋骨
也有不适症状，那么
您可以在另一侧再贴
扎一条同样的肌贴。

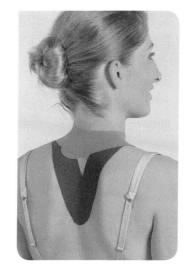

肌贴 26：上臂疼痛——臂丛神经痛

上臂疼痛会导致肩部或者颈部有拉拽感、穿透感、麻木或者烧灼的感觉，从上臂的内侧一直向下蔓延，甚至手指没有知觉，都说明是上臂神经有炎症。一般这种炎症是由下颈椎部位神经根发炎引起的，这种情况必须进行专业的治疗。肌贴只能缓解疼痛，让运动变得轻松些。

肌贴

数量：1 条

形状：I 型

宽度：5 厘米

拉伸：轻度拉伸力或中度拉伸力

时间：7 天以内

肌贴的组合：

可以和肌贴 24、25 组合使用。

操作说明

请您坐在镜子前的凳子上，并把有症状那侧的手放在膝盖上，手臂离开身体斜向下方。测量所需肌贴的长度，从颈部的一侧开始，经过肘关节直至前臂的内侧。剪裁肌贴，其长度要比测量长度短四分之一。

① 肌贴基点：请您把肌贴粘贴在颈部前侧，正好在厚且斜向下行的斜方肌旁边，其走向是从头部到锁骨和胸骨。

② 操作流程：使用轻度拉伸力斜着向下向外拉伸肌贴，直至肩膀的前侧。

③ 操作流程：使用中度拉伸力将肌

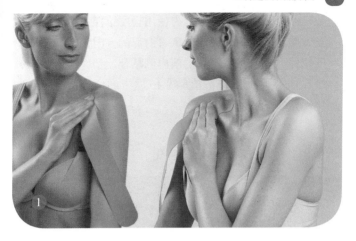

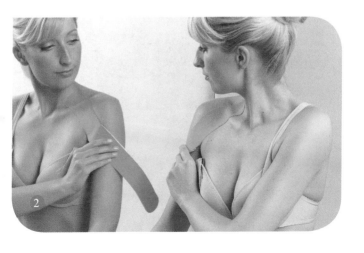

贴拉伸经过肩膀的前侧，再使用轻度拉伸力继续拉伸到上臂肱二头肌的内侧缘，朝着肘部的方向拉伸。使用中度拉伸力让肌贴与肘部的前内侧贴合。

④ 肌贴尾端：在肘弯下方大约 10 厘米的位置，将肌贴的尾端贴在下臂前内侧。

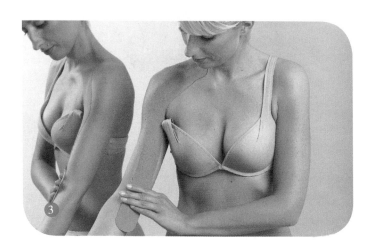

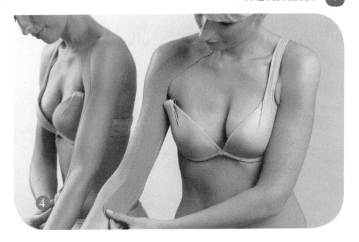

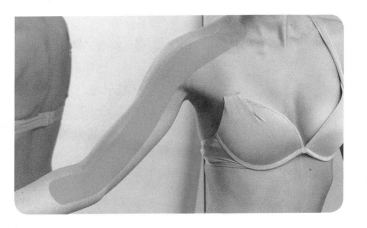

肌贴 27：颈部前侧肌肉紧张

颈部前侧是非常敏感的部位。一般来说在这里贴扎肌贴不要使用任何拉伸力，并且只粘半个宽度（2.5厘米）即可。本肌贴，尤其是与用于缓解身体背部、头部和臂部疼痛的肌贴组合使用，会明显缓解症状。

肌贴

数量：2条

形状：I型

宽度：2.5厘米

拉伸：中度拉伸力

时间：7天以内

操作说明

请您坐在镜子前，放松。用手触摸到颈部突起那条斜向的肌肉。测量所需肌贴的长度，直接从耳后毛发覆盖的骨骼开始，沿着颈部肌肉的走向，直至胸骨。将5厘米宽的肌贴纵向剪开，这样就可以得到两条2.5厘米宽的肌贴。

① 肌贴基点：把肌贴的一端粘贴在胸骨上，稍微倾斜朝着颈部肌肉的走行方向。

② 操作流程：将肌贴斜着向上贴扎在肌肉上，不要使用任何拉伸力，在此期间要呼气。您可以照镜子，头部朝着贴扎了肌贴的一侧稍微向上转动。再经过锁骨的弯曲部位将肌贴小心地贴扎。

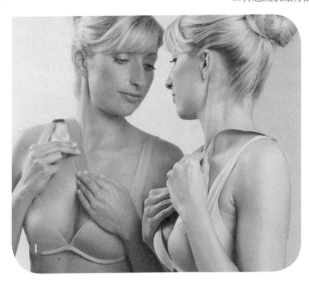

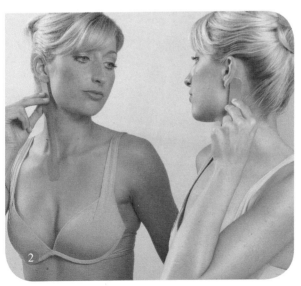

小建议：

如果贴扎肌贴后您感觉不舒服或者有强烈的不适感，您可以贴扎一条较短的肌贴，其基点位于锁骨的上部，即肌肉的窄肌腱处。如果还是感觉不舒服，请您最好改为使用肌贴28。

③ 肌贴的尾端：现在可以将肌贴的尾端粘贴在耳后的骨骼上。如果您的头部向前伸感觉不舒服，一定是您贴扎的时候使用了拉伸力。您可以撕下肌贴，重新贴扎一次。

④ 以同样的方法，在另外一侧贴扎第二条肌贴。

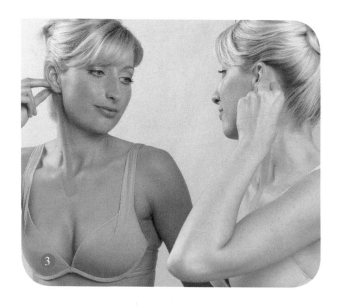

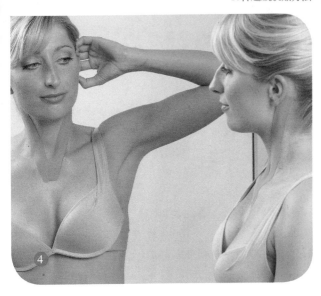

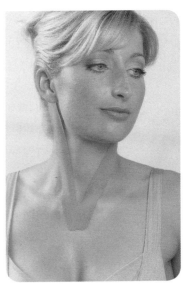

肌贴 28：肌贴 27 的另一种方案

如果在使用肌贴 27 的时候感觉不舒服，不适的症状加重了，或者有其他的症状出现，您应该立即撕下该肌贴，用下面这种形式的肌贴（肌贴 27 的另一种方案）取代它。

肌贴

数量：2 条

形状：I 型

宽度：5 厘米

拉伸：中度拉伸力

时间：7 天以内

操作说明

您站着或者坐着，让您的同伴测量所需肌贴的长度，从身体前部的肋弓处开始，经过肩胛骨的下角，到达对侧的颈部侧面，直至耳朵后面的骨骼。剪裁两条肌贴，其长度要比测量长度短四分之一。在一端纵向裁开，大约剪开 10 厘米左右。

① 肌贴基点：让您的同伴将肌贴没有剪开的那一端粘贴在肋弓的前部。肌贴朝着后背的方向，请您此时保持坐姿端正。

② 操作流程：现在，使用中度拉伸力，同时您要呼气，将肌贴斜着向后向上拉伸，直至肩胛骨下角处，在此再斜着向上经过脊柱到达对侧颈部的侧面。

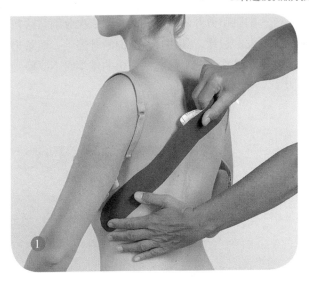

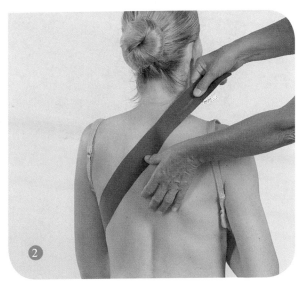

③ 肌贴尾端：把肌贴剪开的一端的两条边依次分别粘贴在颈部侧面毛发的边缘，到达耳朵后面的骨骼上，两条边部分重叠地粘贴在一起。贴扎两条边的尾端时不要使用拉伸力。

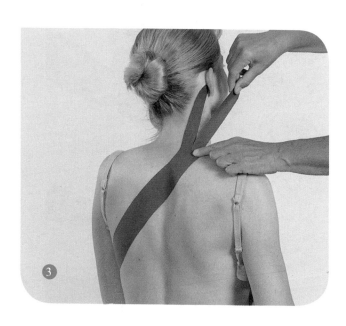

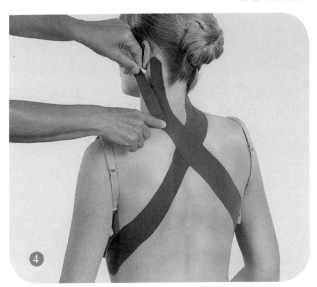

④ 在另一侧重复上述方
法粘贴（通常来说，
肌贴 27 和 28 可以同
时贴扎在身体的两
侧）。

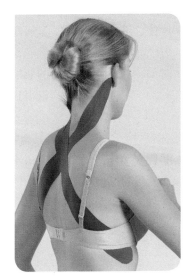

肌贴 29: 夜间磨牙导致的疼痛

不知道您是否在夜里出现过磨牙? 这种情况尤其易出现在压力过大的时候, 会导致您早晨或者是在吃饭的时候咀嚼肌疼痛, 并且还损伤牙齿。使用牙套、齿垫以及肌贴都可以减轻这种症状。

肌贴

数量: 2 条

形状: I 型

宽度: 2.5 厘米

拉伸: 不使用拉伸力

时间: 7 天以内, 或者仅在晚上用

肌贴的组合:

当颈椎出现问题时, 可以与肌贴 24 或者 27 组合使用。

操作说明

请您坐在镜子前面, 张开嘴, 然后再闭合嘴, 您可以直接感受到在外耳道前部下颌尖部两侧的运动。在高出上颌骨 1 厘米处开始测量所需肌贴的长度, 斜着直至下颌骨底部 (下巴)。将宽度为 5 厘米的肌贴纵向从中间剪开, 这样就可以得到两条 2.5 厘米宽的肌贴。

① 肌贴基点: 将肌贴的一端粘贴在上颌骨上方的骨骼上。肌贴朝着下巴的方向。此时请您保持嘴巴闭合, 或者最大张开 1 厘米。

② 操作流程: 将肌贴斜着向下并且向前 (不要使用任何拉力!) ——不要离眼睛和嘴角太近, 否则会导致这两个部位不舒服。

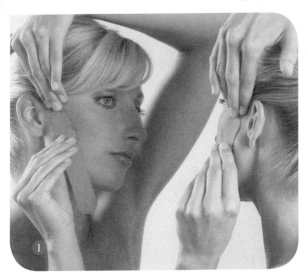

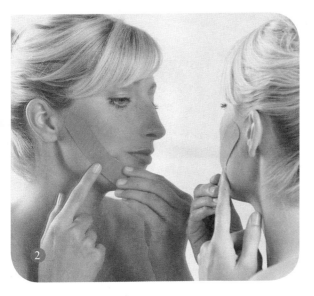

③ 肌贴尾端：将肌贴粘贴在下颌底部两侧的下方。肌贴尾端正好在下巴的中心线上。

④ 请您用同样的方法将第二条肌贴贴扎在脸的另一侧。在下颌底部将两条肌贴的尾端粘贴在一起，这样肌贴就会更有效果，也更加稳固。

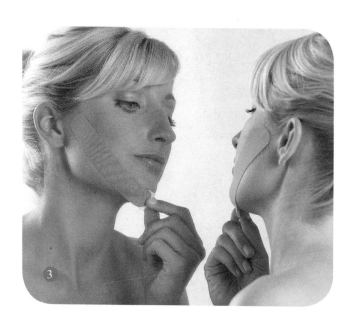

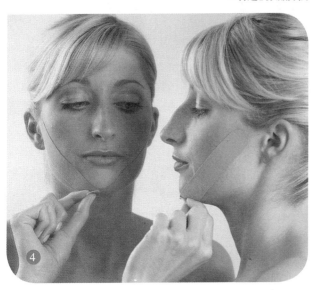

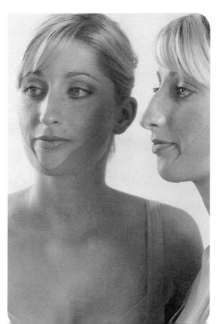

肌贴 30：淋巴肿胀与水肿

淋巴肌贴已经证实可以减轻肿胀和缓解由于紧张而引起的疼痛。至于肿胀是怎么产生的——无论是在手臂还是腿部，还是因为交通事故、手术、紧张或者是淤肿（水肿），都无关紧要。这种基础肌贴可以与专业的治疗功能性障碍的肌贴组合一起使用。

肌贴

数量：根据实际情况而定

形状：3 条或者 4 条分叉条

宽度：5 厘米

拉伸：不使用拉伸力

时间：根据情况而定，或者 7 天以上

操作说明

一般来说，要把 5 厘米宽的肌贴在一端将其纵向剪开，剪裁两次或者三次，这样就可以制作成有一个基点和 3 条或 4 条分叉的肌贴。肌贴基点要一直放置在最靠近心脏方向的淋巴结区域，例如，在腹股沟、腘窝、腋窝、肘关节或颈部前侧内三角区。将肌贴剪开的分叉条轻轻地以弧线形式贴扎，并经过肿胀区域，不使用拉伸力。测量所需肌贴的长度，从最近的关节内侧向下拉至肿胀区域，再剪裁肌贴。如果是小腿区域肿胀，请您从小腿肿胀区域下端开始测量，直至腘窝。将肌贴纵向剪开 3 次（或者根据需要剪开）。

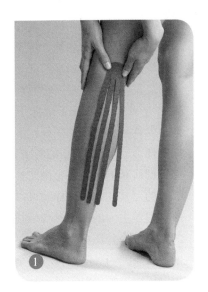

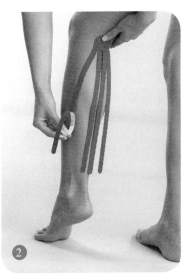

小建议:

为了保证肌贴的理疗效果,要求肿胀部位进行不断的活动(无疼痛的)。

① 肌贴基点:请把肌贴没有剪开的一端粘贴在关节的内侧,位于肿胀区域的上部,比如在腘窝处。

② 操作流程与肌贴尾端:将剪开的肌贴分叉条一条一条地向下拉伸,并且把每一条粘贴好,不使用拉伸力,例如在小腿的肿胀处。您要把肌贴的分叉条稍微向外以弧线的形式贴扎,这样就可以使肌贴覆盖更大的面积。如果肿胀的面积很大,您可以裁剪出更多的分叉条,当肿胀的区域完全都由淋巴肌贴覆盖时,理疗的效果才是最好的。

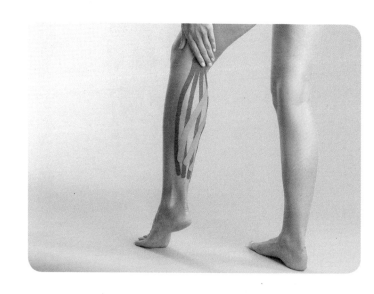